KB142073

디톡스 다이어트

· 내 몸이 건강해지는 4주 플랜 ·

디톡스 다이어트

신성호 지음

D·N·A 디톡스로 몸속 균형을 잡아 다이어트에 성공하라!

나는 한때 심각한 요통과 관절염으로 인해 진통소염제와 근육이 완제로 하루를 시작했었다. 허리를 꼿꼿하게 펼 수가 없었고 높은 구두를 신는 것은 상상조차 할 수가 없을 정도로 과체중으로 인한 치명적인 고생을 경험해 보았다. 나는 시중에 새롭게 소개되는 다양한 다이어트 방법들을 시도해 보았다. 30일 동안 밥이나 국수, 빵 같은 탄수화물을 전혀 먹지 않고 닭가슴살과 샐러드만 먹은 적도 있고, 과일이나 채소, 달걀 중 한 우물만 파는 원 푸드 다이어트를 한 적도 있다. 문제는 그다음부터였다. 다이어트가 끝나자마자 다시 원래대로 먹기 시작하면서 몸무게도 돌아갔다.

섭취한 칼로리가 소모한 칼로리보다 더 많으면 살이 찐다. 이것은 비만의 단순한 원리다. 칼로리를 적게 섭취하는 것보다 훨씬 더 중요한 것은 섭취한 칼로리를 얼마나 연소하느냐다. 이것이 바로 신진대사기능이다. 음식을 적게 먹어도 비만과 전쟁을 하는 사람이 있는가

하면 음식을 많이 먹는데도 항상 마른 사람들이 있다. 이런 사람들이 바로 신진대사가 왕성한 사람들이다. 신진대사가 활발하다는 것은 체내 불필요한 지방을 잘 연소한다는 의미다.

　나는 다이어트를 코칭할 때 체중 감량만을 목적으로 하지 않는다. 다이어트는 체중 감량보다 스스로의 감정을 조절하고 자신을 이해하는 것이 더 중요하다. 힘들어도 폭식으로 가지 않도록 스스로 컨트롤하는 습관을 만드는 것이 다이어트의 핵심이다. 폭식을 했다 하더라도 자신을 심하게 자책하기보다 '괜찮아. 그럴 수 있어. 다시 시작하면 돼'라면서 긍정적으로 생각해야 한다.

　나는 다이어터들에게 음식으로 감정을 해소하지 않는 습관을 가지도록 지도한다. 그러기 위해서는 다이어트를 시작하기 전 먼저 자신의 감정과 행동을 잘 관찰해야 한다. 스트레스 때문에 폭식을 하는지, 밥을 잘 안 먹어서 폭식을 하는지, 마음의 허기짐 때문인지 원인을 알아야 한다. 그런 후 내면의 자신을 만나야 한다. 어렸을 때부터 상처받은 감정들, 자신에 대한 왜곡된 감정들, 자주 떠오르는 힘든 생각들… 내면에 숨어있는 상처받은 어린아이를 만나러 가는 여행을 한다고 생각하면 된다. 자신의 상처를 제대로 마주보게 되면 자책하고 비난했던 자신을 이해하는 마음이 생기기 시작한다.

보통 다이어트를 시작하면 식사량을 대폭 줄이고 운동량을 늘린다. 이 방법은 물론 감량 효과는 있지만 오래 지속하기 힘들다. 많은 사람들이 급격하게 줄인 식사량에 적응하지 못하고 다시 과식이나 폭식을 하며, 힘들어서 못하겠다며 운동도 관둔다. 이후 찾아온 요요현상으로 다이어트를 하기 전보다 더 찌는 악순환에 갇힌다.

다이어트의 성공 여부는 큰 행동이 아닌 생활습관의 작은 변화에서 결정된다. 지금 자신의 모습은 자신의 작은 습관들이 모여 만들어진 결과물이다. 그래서 갑자기 라이프스타일을 바꾸면 인체는 거부반응을 일으킨다. 그러나 작은 변화는 몸에서 일어나는 거부반응을 줄일 수 있다. 결국 우리를 변화시키는 것은 작은 습관들이다. 그래서 어떤 습관을 만드느냐에 따라 미래의 모습도 달라진다. 나역시 자연식 위주의 로푸드를 지속적으로 섭취하다 보니 식습관이 변화해 입맛과 기호도도 바뀌게 되었다. 많이 먹으나 적게 먹으나 체중을 일정하게 유지한다. 이것이 바로 습관의 힘이다.

D·N·A 디톡스 다이어트는 내가 20년 동안 진행해 온 다이어트 비법이다. D·N·A 디톡스 다이어트란 우리 몸을 정화시키고 균형 잡힌 영양을 공급해 세포의 보수, 재생이 원활히 정상적으로 이루어져 각 조직과 기관의 시스템이 고유기능을 회복하고 인체의 균형을 잡아 주는 다이어트 방법이다. D·N·A 디톡스 시스템을 통해 인체의

신진대사가 복구되고 촉진되어 최상의 건강상태를 유지할 수 있다. 비워 주고 채워 주고 잡아 주는 D·N·A 디톡스 다이어트로 내 몸속 비만을 유도하는 유전자를 바꿔 보자.

살이 빠지면 최소 3개월은 유지할 수 있다. 그러나 습관이 무너지면 나태해진다. D·N·A 디톡스 다이어트를 통해 환경의 유혹에 흔들리는 삶이 아니라 이로운 습관으로 삶의 목적을 가지고 분별해 주도적인 삶을 살아가길 바란다.

끝으로, 전인적인 건강의 멘토이신 황성주 박사님과 박건영 교수님께 감사드리며 D·N·A 디톡스 다이어트를 대중에 알릴 수 있도록 기회를 주신 〈한국책쓰기1인창업코칭협회〉의 김태광 대표 코치님과 〈위닝북스〉의 권동희 대표님께 진심으로 감사를 드린다. 그리고 나의 곁에서 한결같은 응원과 격려를 해 주는 인생의 동반자인 사랑하는 남편과 엄마의 빈자리를 스스로 잘 극복해 준 보석 같은 딸과 든든한 아들에게 고마움을 전한다. 언제나 나를 믿어 주시고 지지해 주신 양가 부모님께도 진심으로 감사와 사랑을 전한다.

2019년 1월
신성호

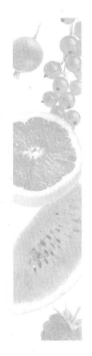

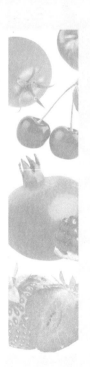

PART

2 독 빼고 살 빼는
디톡스 다이어트를 하라

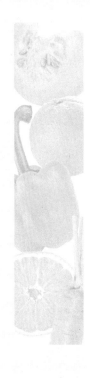

PART

3 몸이 가벼워지는
하루 10분 디톡스 습관

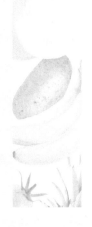

PART

4 4주 만에 완성하는
디톡스 레시피

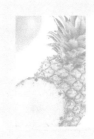

PART

5 내 몸이 원하는
다이어트를 하라

DETOX DIET

나는 왜 다이어트에
실패할까?

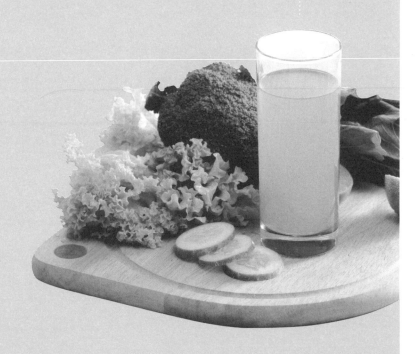

즐겁지 않다면
차라리 다이어트하지 마라

　많은 사람들이 오랜 기간 다이어트를 시도하지만 실패를 거듭하고 있다. 그러면서도 '괜찮아, 이번에는 다른 방법으로 시도해 보자'라며 새로운 방법을 찾아 끊임없이 다이어트에 도전하고 있다. 지금보다는 훨씬 나아질 것이라는 기대감이 있기 때문이다.

　32세 김현영 씨는 165cm에 72kg이다. 현영 씨는 한 달에 10kg 감량이라는 무리한 목표로 다이어트를 시도했다. 이미 굶는 다이어트를 여러 번 시도해 본 현영 씨는 금방 3kg을 감량했다. 그러나 여러 번 다이어트를 시도한 결과 요요현상으로 오히려 감량한 무게보다 2배에 가까운 무게가 증가했다. 현영 씨는 더 이상 다이어트에 자신이 없다며 하소연했다. 누구나 현영 씨처럼 단기간에 살을 뺄 수는 있다. 그러나 빠진 살을 유지하기란 여간 어려운 일이 아니다.

자신의 몸 상태를 제대로 알지 못하고 조급한 마음에 무리하게 다이어트를 시도하는 사람들이 많다. 하지만 다이어트는 며칠 하고 그만두는 일시적인 이벤트가 아니다. 최소한 1년 또는 3년 이상 장기적으로 꾸준히 해야 한다. 그래서 다이어트에 성공하려면 오랫동안 지치지 않으면서 힘들지 않아야 한다.

살을 빼기 위해서는 식욕의 통제와 무리한 계획을 세우기 이전에 자신이 왜 살을 빼야 하는지에 대해 먼저 생각해 보아야 한다. 다이어트에 대한 목적이 명확하지 않으면서 감당하기 어려운 계획을 세운다면 원하는 결과를 기대하기 어렵다.

나는 지난 20년간 실패와 성공을 반복한 수많은 다이어터들을 만나왔다. 요요현상을 경험한 다이어터들은 다시 체중이 늘어날 때마다 자신의 의지가 부족하다고 자책한다. 심지어 체중 감량을 더 빨리 하고 싶어서 선택해 왔던 다이어트 방법들이 살을 빼는 데 도움이 되기보다 오히려 몸과 마음에 상처를 남기는 경우가 많다. 그 때마다 다이어터들은 포기하고 싶은 충동에 사로잡힌다. 나는 다양한 경험과 상담을 통해 왜 이렇게 자주 다이어트에 실패하는지 그 이유를 찾게 되었다.

첫째, 지나친 감정과 행동의 통제가 독이 된다.

'나는 다이어트를 해야 하니까 조금만 먹어야 해.'

'오늘부터 내가 좋아하는 빵과 초콜릿은 먹지 않겠어.'

'오늘부터 매일 3시간씩 운동하고 저녁 식사는 굶을 거야.'

'싫어하는 채소와 과일이지만 살을 빼기 위해서는 열심히 먹어야 해.'

'술은 다이어트의 적이니까 절대 마시지 말아야지.'

하지만 갓 구워낸 부드러운 빵과 고소한 커피 향에 이끌려 의지와는 다르게 수없이 갈등하다가 결국 먹고야 만다. 희한하게 다이어트를 결심하면 맛있는 음식들이 더욱 눈에 띄고 평소에 잘 안 먹던 음식들까지 먹고 싶어진다.

부드러운 아이스크림과 달콤한 치즈케이크를 맛있게 먹고 나서 후회해 본 경험이 있는가? 식욕을 통제해야 한다는 생각으로 음식을 먹고 싶다는 감정을 억제하지만 결국 음식을 먹게 되고, 이는 고스란히 좌절감으로 이어진다. 이런 경험을 자주 하게 되면 자신을 패배자로 인식해 죄책감이라는 늪에 빠지게 된다. 감정을 억제해야 한다는 심리적인 압박감은 짜증의 원인이 되어 다시 부정적인 감정으로 돌아온다. 그래서 다이어트 전보다 더 강한 식욕이 생겨 눈앞에 있는 음식을 아무 생각 없이 먹게 된다.

우리 몸은 반드시 음식을 필요량만큼은 섭취해야 한다. 그러나 다이어트를 위해 스스로의 감정을 억제하게 될 때 스트레스를 받게 되고 이러한 스트레스는 기본적인 식욕을 더 상승시킨다. 욕구는 억제한다고 사라지는 것이 아니다. 지나치게 억제하면 욕구는 고개를 들고 다시 올라오게 된다. 다이어트를 결심하는 순간 뇌의 스트레스지수가 올라간다. 결국 우리는 스트레스를 해소하기 위해 더 많은 음식을 찾게 된다.

둘째, 자신의 능력과 환경을 고려하기 전에 실천 가능한 수준을 뛰어넘어 무리한 계획들을 가지고 있다는 점이다. 사람들은 다이어트를 할 때 작은 변화가 아닌 대단하고 드라마틱한 변화를 목표로 한다. 그리고 완벽하게 계획을 짠 뒤 혹독한 다이어트 전쟁을 선포한다.

'일주일에 3kg 감량하겠어.'

'아침저녁으로 운동을 매일 하겠어.'

'저녁은 무조건 금식이야.'

다이어트를 시작하기도 전에 감당하기 어려운 이상적인 계획들을 세운다. 다이어트를 결심하게 되면 우선 일상생활에 급격한 변화를 주어야 한다고 생각한다. 그러나 대부분 자신이 세운 완벽한 계획을 이행하지 못할 때는 자신에 대한 불만족으로 이어지게 된다. 무리한 계획과 성급한 욕심으로 시작하는 다이어트는 지속하기 어렵다.

기분에 따라 음식의 섭취량이 늘어나기도 하고 줄어들기도 한다. 기분이 안 좋으니까 다이어트고 뭐고 다 집어 치우고 자신이 먹고 싶은 대로 먹어 버린다. 그러나 다음 날 늘어난 몸무게와 부은 얼굴을 보면 후회가 되고 기분이 더 나빠진다. 번번이 다이어트에 실패할 때마다 '난 의지가 부족해'라고 자책하며 이런 현상들을 반복하고 있다.

우리는 이미 다이어트 계획과 실천이 오래 진행되지 못할 것을 알고 있다. 하지만 포기할 수도 없다. 그렇다면 성공적인 다이어트를 위해 시작하기 전 반드시 살을 빼야 하는 이유를 깊이 생각해 봐야 한다. 우리의 몸은 뇌가 먼저 인정해야 행동이 바뀌기 시작한다. 감정의 통제와 무리한 계획은 오히려 다이어트에 대한 저항을 일으키게 된다.

사람들은 '적게 먹으면 되겠지'라는 막연한 기대감과 대중매체에 노출된 수많은 다이어트 방법들로 새로운 도전을 한다. 그러나 사람마다 주어진 신체 조건과 기본적인 욕구사항, 활동량, 생활방식 그리고 환경이 모두 다르다. 그러므로 자신의 몸의 문제를 생각하지 않고 유행하는 다이어트에 몸을 맡긴다면 성공을 보장받을 수 없다.

이제 더 이상 억지로 다이어트하지 말자. 체중이 증가하는 원인을 분석하고 무조건 체중 감량을 위한 다이어트가 아니라 심리적인 욕구와 생활습관을 고려해 자신에게 맞는 방법을 찾아야 한다. 그러기 위해서는 현실적인 목표를 가져야 한다. 잠시 유행하는 다이어트에 매혹되는 일을 피하고 체중 감량 후에도 유지할 수 있으며 그 행동이 습관이 되어 자연스럽게 이루어질 수 있는 계획을 세워 보자. 현실적으로 계획을 세워야 다이어트를 지속할 수 있다.

다이어트는 불확실한 결과를 향해 달려가는 과정이다. 그래서 성공하는 다이어트를 위해서는 충분히 자신의 마음과 생각에 동의를 구해야 한다. 건강한 다이어트를 하고 싶다면 신체에 서서히 변화를 가해야 한다. 자책하기보다 스스로를 믿고 끊임없이 격려해 준다면 다이어트는 고통이 아니라 즐거움이 될 수 있다. 다이어트는 몸보다 마음이 즐거워야 한다. 더 이상 혼자만의 외로운 싸움을 하지 말자. 즐겁지 않으면 몸은 거부한다.

02

유행하는 다이어트가
내 몸을 망친다

지금은 다이어트 열풍의 시대다. 대중매체를 통해 다이어트 상품들이 봇물처럼 터져 나오고 있다. 특히 홈쇼핑이나 온라인 숍에서는 다이어트에 효과적인 각종 식품들을 출시해 연일 매진 기록을 올리는가 하면, 병원에서는 단 한 번의 시술만으로 매끈한 보디라인을 만들 수 있다며 다이어터들을 유혹하고 있다.

많이 먹고 움직이지 않으면 살이 찌는 것은 불변의 법칙이다. 하지만 살을 빼는 방법도 의외로 간단하다. 먹는 양을 줄이고 운동과 활동을 통해서 칼로리를 소비하면 된다. 그러나 다이어트가 그렇게 말처럼 쉬운 일이 아니다. 그 과정에서 시간을 들여 노력하지 않고서는 절대 원하는 결과를 얻을 수 없다.

26세 박진희 씨는 멋진 커리어우먼을 꿈꾸며 취업에 성공했다.

그러나 잦은 야근과 회식으로 바쁜 사회생활을 하다 보니 정작 자신의 몸을 챙길 여력이 되지 않았다. 진희 씨는 늘어난 뱃살과 굵어진 허벅지를 보며 다이어트를 결심했다. 그러나 반복적인 요요현상으로 몸매는 더욱 망가지고 있었다. 진희 씨는 다이어트를 위해 따로 시간을 낼 수가 없어 식욕억제제를 복용하기로 했다.

일반적으로 살을 빼기 위해 가장 선호하는 방법은 약물요법이다. 다이어트 약물은 주로 식욕억제제와 지방흡수억제제다. 식욕억제제는 중추신경계에 작용해 뇌에 배고픔을 덜 느끼게 하거나 포만감을 증가시켜 식욕을 억제해 살을 빼는 원리다. 하지만 그 부작용 또한 크다. 식욕억제제는 일반적으로 두통이나 변비를 동반하기도 하며, 사람마다 포만감의 정도가 달라서 동일한 효능을 기대하기는 어렵다. 따라서 상담을 통해 단기간 투여해야 한다.

지방흡수억제제는 지방을 체내로 흡수하는 소화효소의 기능을 억제해 지방을 몸 밖으로 배출하는 원리다. 기름진 음식을 자주 먹거나 회식을 자주 할 때 주로 활용한다. 고도비만이나 비만으로 인한 합병증이 있는 경우 또는 폭식증이 심한 경우는 식이요법과 함께 약물요법으로 병행하기도 한다. 그러나 식사 중 섭취한 지방성분 중 일부를 소화시키지 않고 배설시키는 작용을 하기 때문에 지방이 몸속에 흡수되기도 전에 대장으로 이동해 급성 설사를 일으킬 수 있다. 또한 지방의 흡수를 차단하는 것과 동시에 지용성 비타민의 흡수를 방해한다. 따라서 지방흡수억제제를 복용할 때는 반드시 지용성 비타민의 섭취가 필요하다.

약물요법을 통해 일시적으로는 체중이 줄 수 있다. 그러나 약물을 끊으면 다시 체중이 늘어나게 되어 요요현상을 피할 수 없으며, 최소 3개월 이상 지속적으로 복용할 경우 내성이 생긴다. 단기간에 효과를 볼 수 있지만 장기적으로는 다이어트 효과를 기대하기 어려운 것이 약물요법이다.

가장 효과적인 방법은 식사요법과 운동습관을 병행하는 것이다. 원하는 것을 얻으려면 무슨 일이든 항상 수고와 노력이 뒤따른다. 다이어트도 마찬가지다. 수고 없이 쉽게 얻은 결과는 그만큼 쉽게 달아난다.

32세 직장인 강주영 씨는 여름휴가를 앞두고 다이어트를 시도했다. 주영 씨는 식이요법과 운동을 통해 상당 부분 체중 감량에 성공했지만 팔뚝과 허벅지 부위의 살이 쉽게 빠지지 않아 고민했다. 결국 주영 씨는 가까운 병원을 찾아 의료진과 상담을 통해 지방흡입술을 시술받기로 결신했다.

주영 씨처럼 많은 사람들이 여름휴가를 앞두고 체중 감량을 위해 다이어트를 시도하지만 일반적인 식이요법과 운동만으로는 원하는 특정 부위의 살을 빼는 데는 한계가 있다. 특히 다이어트만으로 쉽게 빠지지 않는 부위는 팔뚝살, 뱃살 그리고 허벅지살이 있다. 그래서 최후의 방법으로 지방흡입술을 선택하게 된다.

지방흡입술은 비교적 짧은 시간 내에 특정한 부위의 지방을 원하는 만큼 제거할 수 있다. 그러나 완벽한 결과를 기대해서는 안 된다. 수술 한 번으로 원하는 사이즈를 만들 수는 없다. 대부분 지방흡입술을 받으면 엄청난 체중 감량 효과가 있을 것이라고 착각한다. 하지만 꾸준한 자기관리가 이루어지지 않으면 예전보다 더 많이 살이 찔 수 있다. 수술 후 회복하는 과정에서 식이요법과 규칙적인 운동습관을 병행해야 유지할 수 있다.

우리나라 여성들은 몸매 관리에 매우 열정적이다. '날씬한 몸이 아름답다'라는 외모지상주의를 부추기는 사회적인 분위기도 한몫하고 있다. 다이어트의 여러 방법 중에서도 특히 식욕억제제, 지방흡수억제제, 지방흡입술 또는 위절제술을 통해 신속하게 효과를 보려고 한다. 그러나 약물과 수술요법은 칼로리 흡수를 제한해 부분적으로 다이어트를 돕는 보조 수단 정도로 활용해야 한다. 약물이나 다이어트 제품은 복용할 때는 뚜렷한 효과를 보일 수 있지만 인체의 생리적 리듬과 체질을 바꾸지는 못한다. 약물요법과 시술만으로 살을 빼는 것은 어려운 일이다. 체중 조절을 위해서는 무엇보다도 열량과 영양을 충분히 디자인하고 살이 찌지 않는 생활습관을 만들어야 한다.

다이어트도 시대마다 유행하는 트렌드가 있다. 각종 매체를 통해 화제가 되는 다이어트가 유행의 중심이 된다. 하지만 사람마다 체질과 건강 상태가 다르므로 유행하는 다이어트를 무작정 좇아서는 성공을 기대하기 어렵다. 또한 다이어트를 할 때 무조건 체중만 줄이려는 생각은 바람직하지 못하다. 자신의 상태를 알고 그에 맞는 다이어트를 준비해야 한다. 의학의 힘을 빌려서 만들어진 몸매와 얼굴보다는 절제와 꾸준한 자기관리로 가꾸어진 외모가 더 아름답다.

더 이상 쉬운 방법으로 다이어트하려고 하지 마라. 굶거나 약물 요법 또는 시술로 살을 빼는 것은 인체의 시스템을 바꾸지 못한다. 비만의 근본적인 원인을 그대로 두고 살만 빼는 방법으로 감량을 시도하면 언제든지 다시 비만한 몸으로 되돌아갈 수 있다. 그래서 식습관과 생활습관을 바꾸는 것이 중요하다. 잘못된 다이어트는 건강까지 해친다. 우리 몸의 항상성을 무너뜨리는 다이어트는 반드시 요요현상을 불러온다. 늘어난 몸무게만 줄이는 것이 목표가 아니라 자신의 가장 이상적인 몸무게를 찾아가고 유지하는 다이어트가 되어야 한다. 유행과 분위기에 따라가는 새로운 시도보다 자신의 습관부터 바꾸는 것이 더 중요하다. 체중이 아니라 건강을 생각한 다이어트를 시작해 보자.

03

굶는 다이어트는 반드시 실패한다

한여름 휴가를 앞두고 폭풍 다이어트에 돌입하거나 미팅 날짜가 임박해서 급하게 살을 빼야 하는 경우가 있다. 다이어트는 매일 해야 하는 일이지만 여름이 다가오거나 특별한 이벤트적인 만남이 있다면 더 필사적으로 하게 된다.

대학생 유소영 씨는 160cm에 체중은 80kg이 넘는다. 평상시 운동을 해도 살이 잘 빠지지 않고 다이어트 약을 먹거나 지방 분해 주사를 맞아도 살이 빠지는 것은 잠시뿐이었다. 소영 씨는 이번에야말로 꼭 살을 빼겠다는 생각에 독하게 마음을 먹고 삶은 달걀만 두세 개 먹는 다이어트를 시도해 한 달 동안 무려 20kg 정도를 뺐다. 그러나 그 후 생리가 6개월이나 중단되고 숨을 쉴 때마다 귀가 울리는 이명 현상이 나타났다. 소영 씨는 단기적으로 살을 빼는 데는 성공했지만 건강을 잃어버리고 말았다.

굶는 다이어트는 단기간 매우 빠른 효과를 기대할 수 있다. 하지만 몸 안팎으로 이상신호를 불러오게 마련이다. 굶는 다이어트나 하루 권장량보다 섭취가 적은 식사를 지속하면 가슴과 엉덩이가 처지고 피부의 탄력이 떨어지며 머릿결이 거칠어지고 손발톱이 갈라지거나 피부에 트러블이 생기기도 한다. 또한 영양결핍으로 인해 빈혈이나 두통이 오거나 경우에 따라서는 골다공증과 같은 다양한 질병을 동반하게 된다. 심지어 우울증과 같은 부작용이 진행되어 정신적인 고통까지 안겨 준다.

대부분의 다이어터들은 굶는 것으로 살빼기를 시작한다. 가장 쉬운 다이어트 방법이기 때문이다. 그러나 굶는 다이어트는 자신과의 처절한 싸움이라는 것을 알아야 한다. 우리는 음식을 섭취하지 않으면 생명에 위협을 느낀다. 굶는 다이어트는 반드시 요요현상을 동반해 다이어트하지 않는 것만도 못한 결과를 불러온다.

정신없이 일을 하다 보면 식사 때를 놓치는 경우가 종종 있다. 사무실에서 업무를 보다가 출출해서 나와 보니 햄버거 매장이 눈에 들어온다. 오늘 아침도 굶었으니 햄버거와 감자튀김은 충분히 먹어도 된다는 생각이 든다. 누구나 이런 경험을 한다. 스스로 위안을 삼으려 심리적인 욕구를 합리화시키는 것이다.

우리가 허기짐의 신호를 느끼는 것은 음식을 통해 고갈된 에너지를 보충하라는 의미다. 우리는 먹지 않고는 살 수 없다. 배고픔은 우리의 생명을 유지하는 데 필요한 생리적 욕구다. 우리 몸을 배고픈 상태로 두면 반드시 보상신호를 보낸다. 우리 몸의 세포는 포도당을 에너지원으로 삼아 움직이는데, 굶으면 포도당을 만들기 위해 근육을 분해하게 된다. 음식 섭취를 줄이면 체력이 떨어지기 때문에 움직임이 줄어들고 결국 인체 활동 에너지 소비가 줄어든다. 즉 근육이 줄어들어 지방 소비 능력도 감소된다. 인체 내 에너지 소비가 줄어들면 오히려 정신적인 스트레스가 증가하게 된다. 그로 인해 뇌는 보상심리가 작용해 식욕이 증가하고 섭취량도 증가한다. 결국 식사를 거르면 근육량이 감소하고, 이는 기초대사량을 저하시킨다. 기초대사량이 떨어지면 소비되는 칼로리의 양이 줄어들기 때문에 더 쉽게 살찌는 체질로 바뀐다.

최민희 씨는 168cm에 76kg으로, 요즘 살이 너무 쪄서 고민이다. 작년에 4kg을 뺐지만 다시 6kg이 쪘다. 민희 씨는 열심히 운동하는데 효과가 거의 없고 물만 먹어도 살이 찐다고 하소연했다.

그녀처럼 '물만 마셔도 살이 찐다'고 하는 사람이 많다. 적게 먹어도 살이 빠지지 않고 남들에 비해 쉽게 살이 찌는 경우다. 다이어트 상담을 하다 보면 이런 사람들의 유형은 정해져 있다. 평소 소화가 잘 안 되며 가스가 차서 많이 먹지 않아도 배가 더부룩하고 답답함을 느끼는 사람들, 아침에 반지가 잘 맞지 않거나 저녁이 되면 구두가 꽉 끼어 불편할 정도로 몸이 잘 붓는 사람들, 주로 새벽잠을 자고 아침에 일어나는 것을 힘들어하는 사람들, 흐린 날이나 비가 오면 온몸이 쑤셔 사우나에서 땀을 빼야 회복되는 사람들, 머리가 무겁고 자주 어지럼증을 자주 호소하는 사람들이다. 특히 평소에 물을 잘 마시지 않는 사람들도 포함된다. 이 책을 읽고 있는 당신은 어떠한가? 이처럼 살이 잘 찌는 체질을 가진 사람들은 아무리 힘든 다이어트를 참고 견뎌 내도 매번 만족스러운 결과를 보지 못해 다이어트 의욕이 더 떨어지기도 한다.

물만 먹어도 살이 찌는 체질은 없다. 평소 다이어트를 지속함에도 불구하고 효과가 미약하다면 기초대사량을 확인해 보라. 원 푸드 다이어트나 초저열량식 다이어트로 단기간에 무리하게 감량할 경우 체지방이 빠지기보다는 근육량이 줄어든다. 근육량이 줄어들면 기초대사량이 떨어지므로 그만큼 활동에너지도 적어지기 때문에 섭취한 영양소가 에너지로 사용되는 양이 감소되고 체지방으로 쌓이는 확률은 높아진다. 다이어트를 위해 지나치게 안 먹는 경우 우리 몸은 스스로를 보호하기 위해 저장능력이 우수해진다. 칼로리를 제한하면 근육량이 줄어들고 기초대사량이 낮아져 살이 쉽게 찌는 체질로 변한다. 올바른 다이어트를 위해서는 체지방은 줄이고 근육량은 정상 범위 내에 유지되도록 하는 것이 중요하다.

다이어트를 할 때 무엇보다 중요한 것은 체지방을 잘 연소시키고 기초대사량을 늘리는 것이다. 기초대사가 좋아지면 신진대사가 원활해진다. 신진대사는 섭취한 영양소를 에너지로 전환하고 대사산물과 노폐물을 몸 밖으로 배출하는 화학작용이다. 이러한 화학적 작용을 통해 섭취한 칼로리를 소모하기 때문에 신진대사가 활발하다는 것은 매우 중요한 일이다.

살이 잘 찌지 않는 체질이란 기초대사량이 높고 신진대사가 활발한 몸 상태를 말한다. 단순히 굶는 다이어트는 기초대사량과 신진대사를 모두 저하시키기 때문에 흔히 말하는 '살이 찌는 체질'로 바뀌게 된다. 다이어트 후 요요현상이 심한 경우도 기초대사와 신진대사 조절의 불균형으로 보아야 한다.

우리 몸은 항상성이 존재하는데 이 리듬이 깨지고 인체에 대한 변화의 힘이 강할수록 더 격렬한 저항을 일으킨다. 섭취량이 줄어들면 인체의 소비 에너지에 영향을 주기 때문에 식욕과 체중을 늘어나게 한다. 그러므로 단기적으로 빠르게 빼기보다는 천천히 지속적으로 다이어트하는 것이 효과가 좋다.

음식을 많이 먹으면 몸무게는 늘어난다. 그러나 갑자기 음식 양을 줄이거나 굶는다고 해서 몸무게가 쉽게 빠지지는 않는다. 굶는 횟수가 늘어날수록 몸은 점점 더 살을 찌울 준비를 한다. 머릿속으로는 진수성찬을 꿈꾸면서 배고픈 다이어트를 시도하는데 과연 성공할 수 있을까? 다이어트를 일시적인 것이라고 생각한다면 평생 날씬한 몸을 만들기 어렵다. 무조건 배고픔을 참아가며 다이어트를 하던 시대는 지났다. '덜 먹고 운동을 많이 해야지'라는 생각으로 다이어트를 시작하면 그 결심이 오래 가지 못한다. 배고픈 다이어트는 폭식을 부를 수밖에 없다. 음식을 적게 섭취하면서 다이어트하는데도 살이 쪄 고민이라면 다이어트 습관을 점검해 보자. 적게 먹는 것이 아니라 제대로 먹어야 한다. 배가 고프면 다이어트는 반드시 실패한다.

04

음식은 보상수단이 아니다

직장인 정희은 씨는 주중에 열심히 다이어트를 하고 주말에는 뷔페에 가거나 지역별 맛집 투어를 다닌다. 다이어트하느라 수고한 자신에게 포상휴가를 주는 것이다. 게다가 최근 각종 경조사가 몰리면서 한 달 사이에 5kg이 쪘다. 희은 씨는 먹는 즐거움을 중요하게 생각하는데 살이 많이 찌니 걱정이라고 했다.

희은 씨처럼 다이어트를 주 5일제로 실시하는 사람들이 있다. 주중에는 안간힘을 내 다이어트에 집중해 놓고 주말에는 무장해제된다. 먹고 싶은 음식을 마음껏 먹는 이른바 '보상데이'를 보내는 것이다. 허기진 배를 부여잡고 5일 동안 인내했지만 화려하게 차려진 고칼로리 음식이 주를 이루는 뷔페에서는 그 수고가 한순간에 무너진다. 먹음직스러운 음식들 앞에서 마음을 절제하기란 결코 쉬운 일이 아니다. 또한 혼자 먹을 때보다는 여러 사람들과 함께 먹을 때 더 많이 먹게 된다. 분주하게 음식을 퍼 나르고 즐겁게 대화를 나누며 식사하는 뷔페의 분위기는 과식을 유도한다. 맛집 투어 또한 다이어트의 최대 적이다. 희은 씨와 같이 열정적으로 맛집을 다니다 보면 맛있는 음식을 많이 먹고 싶은 마음에 몸이 보내는 포만감 신호를 무시하게 되고 결국 비만에 이르게 된다.

우리 몸의 보상심리는 또 다시 습관적인 폭식을 부른다. 용수철을 꾹 눌렀다가 놓으면 폭발하듯 튕겨나가는 것처럼 말이다. 다이어트를 위해 특정한 식단을 억지로 섭취하다 보면 결국 그 식단을 깨고 먹고 싶은 것을 마음대로 먹는 보상의 날을 가지게 된다. 우리 몸 스스로가 이중생활을 허락하는 것이다.

다이어트를 하는 사람들의 또 다른 특징은 다이어트 포기 직후에 바로 과식으로 이어진다는 점이다. 금연자들의 금단현상과 같은 경우다. 평소에 조금 먹어야지 하다가도 맛이나 혹은 분위기 때문에 기준선이 무너지게 되어 폭식으로 이어진다.

주말이면 빠질 수 없는 회식이나 경조사들이 많다. 다이어트하는 동안에는 여간 부담스러운 시간이 아닐 수 없다. 이때 폭식을 막는 다이어트 전략을 세워야 한다.

첫째, 공복으로 회식 자리에 가지 않는다. 약속 장소로 향하기 전 다이어트에 도움이 되는 음식들로 어느 정도 허기를 채워 두는 게 중요하다. 고열량, 고염분의 음식이 가득한 회식 자리에서 허겁지

겁 먹지 않도록 사전에 방지하는 것이다. 특히 뷔페에서 약속이 잡혔을 경우에는 미리 배를 채우고 가는 것이 지혜로운 행동이다. 포만감이 있고 저염분인 방울토마토, 오이, 당근 등을 섭취해 미리 배를 채워 보자. 이렇게 어느 정도 허기를 달랜 후 뷔페에 가면 충분히 자제력을 발휘할 수 있다.

둘째, 느슨한 옷보다 몸에 딱 붙는 타이트한 옷을 입는다. 느슨하고 편한 옷을 입고 식사를 할 경우 평소보다 음식을 더 많이 섭취하더라도 배에 압박감이 없어 식사량을 조절하기 어렵다. 반대로 타이트한 옷은 무절제한 음식 섭취를 막아 준다. 타이트한 옷을 입으면 배를 의식하면서 저절로 허리를 꼿꼿이 세우게 되고 배에 힘을 주게 되어 과식이 부담스러워진다.

셋째, 대화를 많이 한다. 뷔페에서 식사를 할 때는 식사 속도를 늦추는 노력이 필요하다. 식사 속도를 늦추는 방법 중 하나는 대화를 많이 나누는 것이다. 상대방과 끊임없이 이야기하며 음식 섭취를 줄이는 것이 다이어트의 노하우다. 그리고 음식물을 천천히 꼭꼭 씹어서 삼키는 것은 기본이다. 또한 입 안에 음식물이 있을 때는 의식적으로 수저를 내려놓자.

넷째, 작은 개인 접시를 사용한다. 조금만 먹겠다고 다짐해도 접시가 크면 더 많은 음식을 담게 되어 있다. 작은 개인 접시를 준비해 한두 접시만 먹을 생각으로 음식을 담아 보자. 식사를 하기 전에 얼마만큼 먹을 것인지 미리 생각해 두고 개인 접시에 먹을 양만큼만

덜어 더 이상은 먹지 않는 습관을 들여야 한다. '딱 한 접시만 더'라는 생각이 과식을 부른다. 아무리 운동을 열심히 해도 과식하는 습관이 있다면 결코 다이어트에 성공할 수 없다.

다섯째, 국물보다는 건더기 위주로 먹는다. 뜨거운 음식을 섭취할 때는 혀의 통점이 자극되어 짠맛에 대한 감각이 무뎌진다. 설렁탕, 갈비탕, 삼계탕과 같은 국물 음식은 식기 전에 소금 간을 하므로 다량의 소금을 섭취할 수밖에 없다. 또한 외식은 과다한 소금 섭취의 원인이 된다. 대부분의 식당에서 신선한 원료보다 저장성이 높은 가공된 원료들을 사용하기 때문이다. 짠 음식은 음식의 풍미를 높여 과식을 불러오기 때문에 최대한 자제하도록 한다.

여섯째, 드레싱을 줄인 샐러드를 즐겨라. 흔히 샐러드는 살이 찌지 않는다고 생각한다. 하지만 샐러드 위에 뿌려진 드레싱은 칼로리가 높을 뿐 아니라 맛을 살려 오히려 과식을 불러올 수 있다. 샐러드를 먹되 드레싱을 줄여 고열량의 부담을 줄이자.

일곱째, 먹는 순서도 중요하다. 같은 칼로리를 섭취하더라도 탄수화물로 배를 채우는 것과 단백질, 섬유질로 채우는 것은 큰 차이가 있기 때문에 순서를 잘 정해야 한다. 섬유질 → 단백질 → 탄수화물 순으로 섭취하는 것이 좋다. 허기를 느끼는 상태에서 탄수화물을 바로 섭취하기보다 칼로리가 낮으면서 포만감을 주는 섬유질을 먼저 먹어야 과식을 예방하고 지방의 체내 흡수를 막을 수 있다. 첫 접시는 섬유질이 풍부한 샐러드로 가볍게 시작해 보자.

음식으로 보상받으려 하지 마라. 억지로 식이요법을 하다 결국 못 이기고 먹고 싶은 대로 먹다가는 인체 시스템이 무너져 다이어트가 더 어려워진다. 음식 말고 다른 건강한 보상수단을 찾아보자. 체중 감량에 성공한 사람들은 선호하는 음식 자체를 바꾼다. 먹기 위해 살지 말고 살기 위해 먹을 것을 선택해 보자.

05

음식 중독의 근본 원인은 스트레스다

27세 한수연 씨는 172cm에 65kg로, 자신의 몸매에 만족했다. 그러나 남자친구가 자꾸 살을 빼라고 스트레스를 주었다. 그러다 보니 수연 씨는 오히려 음식을 먹는 것으로 자신의 상처받은 감정을 해소했다.

스트레스를 받으면 인체는 기본 욕구에 충실해진다. 뇌에서 스트레스가 생명활동을 위협한다고 판단하기 때문이다. 스트레스를 받으면 스트레스 호르몬인 코르티솔이 분비된다. 코르티솔은 혈당을 올리고 지방축적을 증가시킬 뿐만 아니라 식욕을 상승시킨다. 이때 음식을 먹으면 우울감이 해소되는 경우가 많다. 회사 일이 잘 안 풀리거나 학교 성적이 오르지 않거나 친구와 싸웠을 때 음식으로 그 스트레스를 푸는 사람들이 많다. 음식을 먹는 그 순간만큼은 불안과 초조를 잊고 기분이 좋아지기 때문이다. 달거나 짜고 기름진 음식을 먹으면 일시적으로 세로토닌의 분비가 증가해 기분이 좋아진다. 하지만 일시적인 현상이다. 또 다시 우울감이 찾아오면 더 많은 음식을 요구하게 되어 과식과 폭식으로 이어지고 음식 중독을 유도하게 된다. 결국 스트레스는 살이 찌는 원인이 된다.

18세 권지현 씨는 목표 지향적인 부모님으로부터 항상 언니와 비교당하며 지내왔다. 외모뿐만 아니라 성적과 능력을 끊임없이 비교당하던 지현 씨는 부모의 기대를 채우기에 자신은 턱없이 부족하고 오히려 부모님을 힘들게 하는 존재라고 생각했다. 이런 부정적인 성향의 지현 씨에게 있어 유일한 탈출구는 바로 음식이었다. 지현 씨는 부모로부터 사랑받지 못한다는 감정을 음식으로 위로했다. 보이지 않는 곳에서 폭식을 하는 경우가 많다 보니 그 행위에 대해서도 굉장히 부끄러워했다. 폭식을 한 날에는 우울감이 더 심해지거나 자책하며 자신을 괴롭혔다. 그러면서 외출에 대한 두려움과 대인관계 기피증도 찾아왔다. 지현 씨의 식이장애는 낮은 자존감으로부터 시작되었다. 자신이 너무 무능력하다는 생각으로 스스로를 울타리에 가둬 놓고 있었다.

지현 씨에게 가장 필요한 것은 자존감 회복이다. 스스로를 격려하고 위로하는 힘을 키우는 것이 지현 씨의 감정을 치료하는 열쇠가 될 수 있다. 먼저 감정의 문제가 해결되어야 건강한 다이어트를 할 수 있다.

다이어트를 하다 몇 번의 실패를 반복하는 과정에서 포기하는 사람들이 많다. 그들은 언제나 '내 탓이야'라면서 자신을 원망한다. 우리는 끊임없이 자기 자신과 싸운다. '지금보다 조금 덜 먹어야 될 것 같은데. 이러다가 살이 더 찌는 거 아니야?'라며 불확실한 과정 가운데 두려움과 불안감을 느낀다. 그리고 이 감정을 음식으로 위로 받고 싶어 한다. 그동안 제일 쉽게 선택했던 방법이 폭식이었기 때문에 뇌에도 이미 그렇게 정보 처리가 되어 있다. 이미 형성된 습관을 바꾼다는 것은 정말 어려운 일이다. 지금까지 반복적으로 선택했던 방법이 폭식이었기 때문에 한동안 폭식을 하지 않더라도 언제든지 다시 돌아갈 수 있다.

다이어트를 시작하기 전 자신의 감정과 행동을 잘 관찰해야 한다. 폭식을 하는 이유가 스트레스 때문인지, 끼니를 제때 챙기지 못해서인지, 마음의 허기짐 때문인지 알아야 한다. 그런 후 내면 깊은 곳의 자신을 만나야 한다. 어렸을 때부터 상처받은 감정들, 자신에 대한 왜곡된 감정들, 자주 떠오르는 힘들었던 생각들… 내면에 숨어 있는 상처 받은 어린아이를 만나러 가는 여행을 한다고 생각하면 된다. 자신의 상처를 보게 되면 자책하고 비난했던 자신을 이해하는 마음이 생기기 시작한다.

그리고 무엇보다도 완벽주의에서 벗어나야 한다. 다이어트를 열심히 하는 사람들은 모든 면에서 완벽해지려는 경향이 있다. 일이

든, 공부든, 인간관계든 상대에게 보이는 것을 중요하게 생각한다. 그러나 완벽한 존재란 없다. 오히려 지나치게 완벽함을 추구하느라 과정 중에 자신을 학대하게 된다. 그렇게 되면 자기 본연의 가치를 잃어버릴 수밖에 없다. 그러므로 완벽을 꿈꾸기보다는 자기다움을 찾아가야 한다.

성공하지 못하면 불평이 생기지만 성공하면 불안감이 생긴다. 어떤 일이든 목표를 달성하게 되면 기쁨은 잠시일 뿐, 허탈감과 불안감이 밀려오는 경험을 해 본 적이 있을 것이다. 성공을 좇기보다 성장한 자신의 모습을 기대하며 완벽한 사람이 되기보다 매력적인 사람이 되도록 노력해야 한다.

배고픔이라는 생리적인 욕구를 채우기보다는 정신적인 만족감을 얻기 위해 음식을 먹는 경우가 많다. 배가 불러도 계속 먹는 경우다. 이로 인해 소화불량, 위염, 염증성 장질환 같은 부작용을 일으킬 수 있다. 이렇게 식욕을 조절하지 못하는 음식 중독은 단순한 의지 부족의 문제가 아니라 습관의 문제로 보아야 한다.

사람마다 스트레스를 푸는 방법은 다양하다. 음악을 듣거나 명상하는 방법도 좋다. 뭔가를 만드는 것을 좋아하는 사람들도 있다. 개인의 취향이나 특성에 맞게 스트레스를 해소하는 방법을 찾는 것이 중요하다. 어렸을 때 그림그리기를 좋아했다면 그 부분을 더 개발하는 것도 좋은 방법이다. 외향적인 성격의 사람들이나 외로움을 많이 타는 사람들은 혼자서 하는 활동보다 동아리나 단체모임을 통해 다른 사람과 같이 할 수 있는 활동을 선택하는 것도 좋은 방법이다.

사랑의 대상을 찾아보는 것도 좋은 방법이다. 가족이나 친구가 될 수도 있고 화초가 될 수도 있고 반려동물이 될 수도 있다. 당신을 즐겁게 해 줄 수 있고 위로해 줄 수 있는 유일한 방법이 음식이 되지 않길 바란다. 성공만 좇기보다 성숙한 삶을 만들어 보자.

06

수면 부족은
다이어트의 가장 큰 적이다

"수면은 모든 문제를 치유하는 가장 좋은 약이다."

미겔 데 세르반테스의 명언이다. 수면은 인체의 해독시간이자 체력 충전의 시간이다. 잠이 보약이라는 말처럼 수면시간은 건강과 직결된다. 그러나 우리는 항상 수면이 부족하다. 수면시간이 짧은 것도 문제지만 수면의 질도 낮아지고 있다. 수면이 부족하면 활동량도 줄어들게 된다. 그러다 보니 만성적인 수면 부족은 비만의 원인이 된다.

43세 권희경 씨는 최근 불면증이 생겨 새벽 2시에야 겨우 잠이든다. 하지만 가벼운 소리에도 잘 깨고, 그러고 나면 다시 잠을 청하기가 어렵다. 이렇게 밤잠이 사라져 깨어 있다 보니 입이 심심하고 배가 출출해 자연스럽게 야식을 먹기 시작했다. 결국 점점 얼굴과

손발이 붓고 뱃살도 나오기 시작했다.

우리는 피곤할 때 더 쉽게 허기짐을 느낀다. 수면장애가 지속되면 잠을 푹 자야 할 늦은 밤에 야식을 섭취할 가능성이 높아지기 때문에 살이 찔 수 있다. 심야에 음식을 섭취하면 소화 과정에서 뇌세포가 활동해야 하기 때문에 결국 수면장애로 이어진다. 잠을 제대로 청하지 못하면 식욕을 억제하는 호르몬인 렙틴(leptin)이 제대로 분비되지 않아 평소보다 더 많은 양의 음식을 섭취하게 된다.

이와 반대로 그렐린(ghrelin) 호르몬은 위와 뇌의 시상하부에서 생성된 공복 호르몬이다. 그렐린은 식사 전에는 올라가고 식사 후에는 내려간다. 렙틴은 살을 빼는 데 도움이 되며 그렐린과의 조화로 식욕억제에 중요한 역할을 한다. 렙틴과 그렐린의 협동 작업으로 식욕이 억제된다. 그래서 수면시간이 부족한 사람들은 폭식을 하거나 더 자주 배고픔을 느끼게 되고, 더 많은 음식을 먹어 살이 찌기 쉽다. 잠을 충분히 자면 렙틴과 그렐린이 균형을 이뤄 평소에 비해 더 적은 양을 섭취하게 되어 다이어트 효과를 기대할 수 있다.

35세 허지윤 씨는 간호사로, 야간 교대근무를 자주 한다. 3년 이상 야간 근무를 하다 보니 신체리듬이 깨지면서 무려 10kg이나 살이 쪘다. 하지만 체력 유지를 위해, 그리고 잠을 쫓기 위해서라도 식사량을 줄일 수 없어서 다이어트와는 점점 멀어지고 있었다.

밤잠을 자지 않고 활동하면 에너지 소비가 늘어날 것 같지만 오히려 밤에는 에너지 소비가 줄어들고, 깨어 있기 때문에 더 많은 음식을 먹게 되어 살이 찌게 된다. 불면증이 있거나 교대근무를 하는 사람들, 새벽에 출근해서 하루 내내 일하고 밤늦게까지 야근하고 퇴근하는 사람들, 수면패턴이 좋지 않은 사람들, 잠을 자다 자주 깨거나 깬 뒤에 다시 잠을 청하기가 어려운 사람들이 많다. 심지어 잠자는 시간마저 아까워 수면시간을 줄이고 많은 일을 하며 TV, 스마트폰, PC 활동으로 수면시간을 빼앗기기도 한다. 그러다 보니 불면증이나 수면 무호흡과 같은 수면장애 환자도 계속해서 늘어나고 있다.

잠자는 시간이 일정하지 않으면 일단 몸이 피로해지고 신진대사가 원활하게 이루어지지 않는다. 단순히 잠자는 시간만의 문제가 아니라 수면의 질이 더 중요하다는 사실을 알아야 한다. 우리가 잠을 자는 동안 우리 몸에서는 수많은 호르몬이 분비된다. 충분한 수면을 취하면 분비된 호르몬의 영향으로 근육량과 골밀도가 증가하고 체지방 분해와 피로 회복의 효과를 볼 수 있으며 포만감을 느끼게 해 수면 중 배고픔을 덜 느낀다. 반면 잠을 충분히 자지 않으면 호르몬의 분비량이 줄어들게 되어 비만이 될 확률이 높아진다.

다이어트에 효과적인 수면 방법을 알아보자.

첫째, 수면 패턴을 잘 지켜야 한다. 평소 부족한 잠을 주말에 몰아서 자는 사람들이 많다. 이런 경우 심리적인 위로는 될 수 있지만 수면시간이 일정하지 않아 다이어트에 역효과가 나타날 수 있다. 불규칙한 수면 패턴이 반복될 경우 호르몬의 사이클이 무너져 신진대사가 떨어지면서 체지방이 쌓이고 면역력이 떨어져 건강을 해치게 된다. 지나치게 몰아 자는 습관은 불규칙한 수면습관을 유발하고 다이어트를 방해한다. 잠을 많이 자는 것보다 일정한 수면 패턴을 잘 지키는 것이 다이어트에 더 효과적이다. 주말에도 평일과 동일한 수면 패턴을 가지는 것이 좋다.

둘째, 숙면을 취해야 한다. 우리가 잠든 사이 매우 다양한 호르몬이 분비된다. 특히 성장과 복구에 관련된 호르몬들이 분비되는데, 이는 지방을 분해시키고 단백질 합성을 촉진시키며 근력 강화를 도와준다. 특히 숙면을 취할 때 우리 몸에서는 렙틴의 분비가 늘어난다. 반대로 수면시간이 7시간 이하일 경우 식욕을 자극하는 그렐린의 분비가 증가해 비만 확률이 매우 높아진다. 그렐린은 배고픔을 느끼게 해 식욕을 당긴다. 잠이 부족한 날이면 자신도 모르게 과식을 하게 되는 이유다.

숙면을 할 경우에는 렙틴뿐만 아니라 성장 호르몬도 분비된다. 성장 호르몬은 근육량을 늘려 기초대사량을 향상시키고 체지방과 콜레스테롤을 줄이는 역할을 한다. 효과적인 다이어트를 위해 가장 중요한 것은 바로 숙면이다. 호르몬이 가장 왕성하게 분비되는 시간은 밤 10시부터 새벽 2시 사이다. 또 잠이 들고 2시간이 지나야 호르몬 분비가 시작되기 때문에 밤 12시 이전에는 잠자리에 드는 것이 체중 감량에 효과적이다.

셋째, 잠들기 전에 숙면을 부르는 습관을 만들어라. 수면제를 먹는다고 무조건 잠을 잘 자는 것은 아니다. 잠들기 전에 따뜻한 물에 몸을 담그는 것도 숙면에 도움이 된다. 근육이 이완되면서 몸의 긴장이 풀린다. 또한 잠들기 전 스트레칭을 해 주면 숙면을 취하기 좋은 상태로 변한다.

나는 저녁 7시 이전에 가급적 일찍 저녁 식사를 마무리한다. 밤늦게 음식을 섭취하고 잠자리에 들면 위 속에 남아 있는 음식물을 소화시키는 데 에너지가 소비되어 숙면을 방해하므로 살이 찔 수 있다. 음식물 섭취 후 5시간 정도 지나 소화가 이루어졌을 때 잠자리에 들어야 한다.

잠이 오지 않을 때 술의 힘을 빌리는 경우가 많은데 이 또한 수면을 방해한다. 알코올은 뇌의 전두엽을 마비시켜 숙면을 취하지 못하도록 한다. 담배 또한 중추신경과 말초신경을 자극해 알코올 못지않게 잠을 방해한다.

너무 과한 운동도 근육을 긴장시켜 숙면을 방해하므로 다이어트와 체력 관리를 위해 가벼운 운동을 즐기는 사람이라면 취침 3시간 전까지 운동을 끝내는 것이 좋다.

잠을 잘 자야 살도 잘 빠진다. 잠을 자는 동안 우리 몸에서는 다이어트에 관여하는 호르몬들이 분비된다. 이를 잘 활용하면 자면서도 다이어트를 할 수 있다. 우리 몸에 노폐물과 독소가 쌓이면 몸이 붓거나 비만으로 이어진다. 수면은 인체의 해독 시간이다. 다음날의 컨디션과 일의 능률을 높이기 위해서뿐만 아니라 다이어트를 위해서 충분한 수면시간을 확보해 보자.

07

독소로부터
비만이 시작된다

《인간은 왜 병에 걸리는가》의 저자인 영국의 생리학자 조지 윌리엄스와 랜돌프 네스는 인간이 면역기능이 발달되어 있음에도 불구하고 질병에 많이 노출되는 이유는 우리가 살고 있는 환경에 유해요소가 갑자기 너무 많아졌기 때문이라고 말한다. 그 대표적인 것이 바로 생활독소다. 과거에 사용하지 않았던 다양한 살충제, 소독제 그리고 사람의 손으로 만들어 낸 독소물질도 많을 뿐만 아니라 심리적으로 스트레스를 받아 생기는 체내 독소에 이르기까지 우리 몸은 엄청난 양의 독소를 감당해 내야 하는 과제에 시달리고 있다.

우리는 매일 많은 종류의 음식을 먹고 숨을 쉬며 살아간다. 특히 현대인들의 인스턴트식품, 오염된 식단, 기름진 음식, 과음, 약물 오남용 등의 식습관은 장내 환경을 오염시켜 몸속에 독소와 노폐물을 축적시키게 된다. 이러한 독소는 음식물의 소화와 흡수를 방해하고 유해균을 생성해 장의 기능을 약화시키며 비만과 성인병을 유발하는 체질로 변화시킨다.

　나는 다이어터들과 상담을 할 때 가장 먼저 배변습관을 점검한다. 하루 세 끼 식사에 간식까지 섭취한 음식물이 위에서 소화되고 나면 남은 찌꺼기들은 대장에 쌓인다. 심한 경우 숙변이 대장에 쌓이는데, 이런 숙변은 대장균, 부패균 등의 유해균과 결합해 독소를 만들어 낸다. 날씬한 사람들의 특징 중 하나는 하루에도 몇 번씩 화장실을 간다는 것이다. 음식을 배불리 먹고도 바로 쾌변을 하니 노폐물과 독소가 쌓일 틈이 없다. 숙변은 몸속에 존재하는 독소의 뿌리다. 배출 장애는 곧 비만으로 이어진다. 인체의 독소는 바로 장에서부터 비롯된다는 사실을 알아야 한다.

　비만과 질병이 찾아오는 이유 중 하나는 잘 못 먹어서가 아니라 잘못된 것을 먹기 때문이다. 우리가 먹는 밥상의 종류에 문제가 있다는 말이다. 사람들은 점점 자연식과 멀어지며 간편하게 조리할 수 있는 가공식품을 즐기고 있다. 가공식품을 통해 들어온 여러 식품첨가물들의 독소는 간, 신장, 대장과 같은 해독기관에서 처리하지만 미처 다 해결하지 못하게 되면 지방조직에 쌓이게 된다.

　외부 독소의 유입을 차단하는 것보다 몸속의 독소를 분해하는 능력을 키우는 것이 더 중요하다. 체내 독성이 잘 만들어지지 않도록 독소를 해소하고 분해하는 능력을 키우는 것이 비만을 예방하는 지름길이다.

살찌지 않으려면 해독장기부터 알아야 한다. 몸속 독소와 노폐물을 제거해 신진대사의 기능을 활성화하고 살이 잘 빠질 수 있는 체질로 변화시켜야 한다. 비만의 원인이 되는 독소를 제거하면 몸이 가벼워지고 요요현상을 예방할 수 있어 다이어트에 좋다.

우리 몸은 하나의 커다란 화학공장이다. 구석구석까지 혈액과 영양소가 공급되고 찌꺼기는 빠져 나가야 고장이 나지 않고 모든 작동이 원활하다. 그러나 독소가 체내 순환을 방해하고 각종 장기의 기능을 저하시키면 여드름이나 기미와 같은 피부 트러블은 물론, 두통, 고혈압, 당뇨 등 성인병을 유발하며 면역력을 떨어뜨린다. 그렇다면 독소는 어떻게 해소해야 할까?

첫째, 몸속 장독소를 비워야 한다. 음식과 공기에는 필요한 요소 외에 불필요한 것들도 많이 포함되어 있다. 음식을 먹으면 열량으로 소비하고 남은 것들은 몸 밖으로 배출하게 되는데 그 과정이 제대로 이루어지지 않으면 비만이 찾아온다. 음식 자체가 장 내에 존재하는 세균들에 영양분을 공급하는 역할을 하는 것이다. 그 결과 장독소가 증가하게 된다. 장독소가 증가하면 장누수증후군으로 진행되어 장 조직에 염증을 일으킨다. 또한 장독소는 영양소의 흡수를 방해해 제대로 효과를 보기가 어려우며 노폐물 배출을 막아 쉽게 살이 찌는 체질이 된다. 다이어트를 할 때는 장 속의 독소부터 풀어내는 것이 급선무다. 장 해독은 체내 순환기능을 활발하게 해 지방을 빠르고 효과적으로 연소시켜 준다. 그래서 다이어트로 인한 우울증이나 무기력증, 요요현상과 같은 부작용을 제거하는 데 매우 효과적이다.

둘째, 몸속 종합처리장인 간의 독소를 잡아야 한다. 간이 좋은 사람들은 몸의 독소 배출이 원활하기 때문에 피부가 곱고 얼굴이 환하며 눈빛이 또렷하다. 반대로 간이 나쁘면 피부가 거칠고 얼굴이 어둡다. 독소 제거를 위한 제일 좋은 방법은 간의 기능을 활발하게 하는 것이다. 몸의 독소가 빠지면 몸도 가벼워지지만 머리도 맑아진다. 그래서 환자뿐만 아니라 수험생, 직장인, 또는 고도의 집중력이 필요한 직업에 근무하는 사람들은 특별히 신경을 써야 한다. 간의 독소는 특히 혈액순환 장애를 일으켜 비만과 피부 질환, 내상 질환, 손발의 저림 증상 등을 유발한다. 다이어트는 단지 살을 빼는 것이라고 생각하기 쉽다. 그러나 몸의 균형을 맞추고 몸속에 쌓여 있는 독소를 밖으로 배출하는 것이 진정한 다이어트다.

한국 사회는 점점 더 비대해지고 있다. 질병관리본부가 발표한 자료에 따르면 30세 이상 국민의 비만 발병률은 2005년 34.8%에서 2016년 37%로 증가한 것으로 나타났다. 특히 성인 남자의 경우 2명 중 1명이 비만이며 성인 여자는 3명 중 1명이 비만인 것으로 드러났다.

52세 주부 조미숙 씨는 출렁거리는 뱃살과 걸을 때마다 쓸리는 허벅지 안쪽 살 때문에 고민이다. 옷을 입으면 뱃살과 옆구리 살이 너무 튀어나와 외출 시에는 보정속옷을 입는다. 보정속옷을 입으면 날씬해 보이지만 압박이 심해 몇 시간 입지 못하고 벗어버리기 일쑤에다 바로 원래대로 돌아오니 속상하다.

뱃살은 이제 더 이상 중년의 미덕이 아닌, 중년의 건강을 위협하는 시한폭탄이다. 젊은 시절에는 예뻐 보이기 위해서 다이어트를 한다면 중년에는 남은 생애를 아프지 않고 건강하게 살아가기 위해 반드시 다이어트를 해야 한다.

중년 여성들의 고민 중 하나는 뱃살이다. 중년이 되면 2명 중 1명은 나잇살로 다이어트를 고민한다. 젊었을 때 아무리 날씬했어도 나이가 들수록 점점 살이 찔 수밖에 없다. 특히 뱃살, 옆구리살, 팔뚝살 등 유독 잘 빠지지 않는 부위에 집중적으로 나타난다.

뱃살은 자신의 의지와 다르게 늘어난다. 나이가 들어감에 따라 생명작용에 필요한 최소한의 에너지인 기초대사량이 급격히 줄어들면서 전과 같은 음식을 먹어도 단기간 살이 더 잘 찌게 된다. 특히 중년은 호르몬 변화로 체지방이 더욱 증가된다. 나잇살은 기초대사량을 떨어뜨리게 되고, 기초대사량이 떨어지면 체내의 독소를 배출하는 능력이 더 떨어지게 되어 독소가 비만을 부르게 된다. 심지어 비만이 계속되면 당뇨병과 고혈압, 고지혈증이 생길 가능성이 커지고 관절염과 심혈관계 질환의 발병 위험뿐만 아니라 더 나아가 암의 발병률을 높인다.

요즘은 음식을 생산하고 가공하는 과정에서 유해요소가 포함되어 신체에 들어오는 독성이 많아진다. 폐, 신장, 대장 그리고 간과 같은 해독기관들에서 이런 독성들을 해소하지만 나이가 들면서 해독능력이 떨어진다. 이 또한 비만의 주요 원인이다. 체내 독소를 해소하는 것이 곧 비만 관리의 시작이라는 사실을 명심하자. 건강한 다이어트를 위해서는 살 대신 독소를 빼야 한다.

08

잘못된 생활습관이
다이어트를 망친다

"열흘 단식하니까 체중이 10kg 빠졌어요."

"3개월간 밥을 한 번도 안 먹었어요."

"하루에 3시간은 무조건 운동해요."

대한민국 여성들의 다이어트에 내한 열정은 매우 뜨겁다. 빠른 시간 안에 최대의 효과를 보고 싶은 마음이 크다. 그러다 보니 많은 사람이 쉽게 잘못된 방법을 선택하고 있다. 아예 굶거나 원 푸드 다이어트를 하고, 혹은 약물요법을 통해 살을 빼는 등 다양한 방법으로 다이어트를 시도한다. 하지만 이렇게 영양의 균형을 생각하지 않는 잘못된 방식의 다이어트를 하면 전에 먹었던 음식과 똑같은 음식을 섭취하더라도 훨씬 더 쉽게 지방으로 쌓이게 된다. 이런 다이어트가 계속된다면 영양 불균형으로 이어져 대사장애, 골다공증, 탈모 등 여러 가지 부작용들을 겪게 된다. 결국 요요현상이 찾아오고 더 강력하고 자극적인 다이어트를 시도하면서 악순환이 반복된다.

많은 노력 끝에 다이어트에 성공한 뒤에도 과거의 습관을 버리지 못해 다시 이전 체중으로 돌아가거나 혹은 그 이상으로 증가하는 경우가 있다. 이것이 바로 요요현상이다. 요요현상은 폭식과 과식 같은 올바르지 못한 식습관에서 시작된다. 저열량 위주의 식단 구성을 통해 다이어트에 성공한 경우 보상 심리로 인해 고칼로리 음식을 많이 먹게 된다. 결국 다시 다이어트 전의 체중과 몸매로 돌아가게 된다. 원활한 신진대사 작용에 방해가 되면 영양소 흡수가 느려지고 우리 몸은 기아 상태에 빠진 것으로 착각하게 된다. 그래서 다이어트 이후 갑작스럽게 많이 먹고 활동량을 줄이면 우리 몸은 더 많은 영양소를 축적시켜 요요현상이 나타난다.

32세 최현경 씨는 추석 연휴 이후 급격히 늘어난 체중을 감량하기 위해 다이어트를 진행했다. 간헐적 단식과 다이어트 보조제를 복용하며 목표 몸무게에 도달하는 데 성공했지만 이내 요요현상이 찾아와 그녀를 괴롭혔다. 요요현상을 이번에 처음 겪는 것이 아니어서 현경 씨의 고민은 더욱 컸다.

현경 씨의 사례처럼 식이조절 위주의 다이어트는 요요현상의 반복을 야기할 수 있다. 다이어트는 식이요법과 운동을 병행하는 것이 기본이다. 그러나 다이어트를 처음 시작하는 사람들은 수많은 다이어트 광고들의 자극적인 문구에 기대를 걸며 손쉽게 체지방 감소에 도움을 받을 수 있을 것이라는 착각의 늪에 빠지게 된다. 그래서 한 달 또는 3개월 후면 몸이 바뀔 것이라고 믿는다. 그러나 이 믿음과 달리 우리 몸은 그리 쉽게 바뀌지 않는다.

정상적인 신체 상태와 반응을 유지하는 데 필요한 최소한의 기본 에너지양이 있다. 이것을 기초대사량이라고 한다. 기초대사량은 개인에 따라 차이가 있지만 일반적으로 1시간에 여성은 체중 1kg 당 0.9kcal를 소모하고, 남성은 1kcal를 소모한다. 몸무게 50kg의 여성인 경우 생명을 유지하는 데 필요한 최소한의 에너지양으로 약 1,080kcal를 소모한다. 몸무게 80kg의 남성은 약 1,920kcal를 소모한다. 그렇다면 기초대사량과 활동대사량을 최소로 계산하더라도 다이어트 기간에는 하루 평균 여성은 최소 1,500kcal, 남성은 최소 2,000kcal 정도는 섭취해야 한다. 감소된 칼로리만큼 더 다양한 식품을 골고루 섭취하면서 식이조절을 해야지만 좋은 결과를 얻을 수 있다.

Tip: 기초대사량 계산하는 법

여자: 몸무게(kg) × 24시간 × 0.9
남자: 몸무게(kg) × 24시간 × 1.0

20대 초반 신정민 씨는 고등학교 시절부터 다이어트를 하느라 단식을 많이 했다. 다이어트 이후로 정민 씨는 위장 기능이 약해지고 점차 정수리 부분의 머리숱이 줄기 시작했다. 탈모가 심해서 탈모샴푸를 계속 사용하고 있지만 머리카락이 자라는 기미가 없어 걱정이다.

얼마 전까지만 해도 탈모에 대한 고민은 주로 40~50대 이상의 중장년층에서 찾아볼 수 있었다. 그러나 최근 업무나 학업으로 인한 과도한 스트레스나 불규칙한 생활습관과 무리한 다이어트로 찾아오는 영양 불균형으로 인해 20대 젊은 여성층에서도 탈모 증상을 호소하고 있다. 이처럼 잘못된 다이어트로 인한 부작용으로 고통을 받는 사람들이 늘고 있다.

날씬한 사람은 그 날씬함을 유지하는 습관을 가지고 있다. 진정한 다이어트는 잘못된 생활습관을 바꾸는 것이다. 식사와 수면의 패턴이 무너지면 다이어트는 실패한다. 무리하지 않으면서 불필요한 체중은 감량하고 건강한 몸을 유지해야 한다. 2주에 10kg 감량, 3개월에 30kg 감량 등 무리해서 성공하더라도 유지하지 못한다면 그것은 실패한 다이어트다. 다이어트에 새로운 방법은 없다. 오직 새로운 습관만이 건강한 다이어트로 가는 지름길이다.

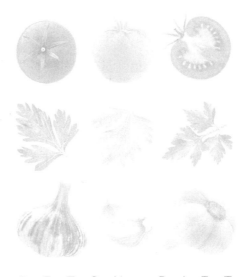

DETOX DIET

독 빼고 살 빼는
디톡스 다이어트를
하라

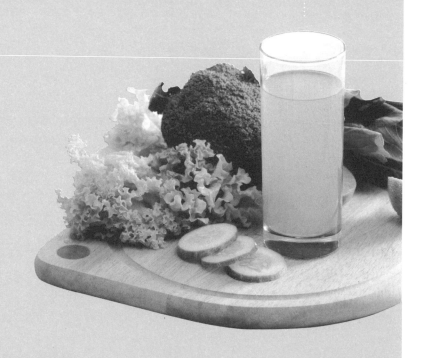

01

탄수화물 중독을
피하라

결혼 10년 차 박수미 씨는 마흔을 넘어서면서부터 부쩍 단 음식을 찾게 되었다. 매일 케이크 한 조각을 시작으로, 집안일을 하면서 습관적으로 초콜릿바, 비스킷, 빵 등을 먹는다. 수미 씨는 초콜릿을 먹으면 정신이 번쩍 들면서 스트레스와 피로가 풀린다고 했다.

우리의 뇌는 만성 스트레스와 우울증에 노출되면 행복 호르몬인 세로토닌의 수치를 높이기 위해 탄수화물의 섭취 욕구를 증가시킨다. 단맛이 강한 음식은 뇌의 쾌감중추를 자극하기 때문에 음식을 먹는 순간 우리 몸은 즐거움을 느끼게 된다. 혀끝에서 사르르 녹는 단맛을 느끼면서 편안함과 즐거움을 경험한다.

탄수화물을 먹으면 세로토닌이 생성되어 일시적으로 기분이 좋아진다. 그러나 이런 현상이 습관적으로 진행된다면 탄수화물 중독증으로 이어질 수 있다. 특히 중년 여성의 비만은 대체로 탄수화물의 과잉 섭취가 원인이다. 만약 밥만 먹어도 체중이 계속 늘어나거나 혈압이 오르고 콜레스테롤과 중성지방 수치가 높아진다면 당신도 탄수화물 중독자가 될 수 있다.

탄수화물은 몸에 들어오는 즉시 바로 써야 하는 에너지원이다. 우리 몸에서 탄수화물은 포도당으로 분해된다. 그래서 식사 후에는 혈액 중 포도당 수치가 높아지는데, 이 현상을 '혈당이 오른다'라고 표현한다. 소비되지 않은 포도당은 혈당을 급격히 올리며 혈당을 조절하는 인슐린 호르몬의 분비를 강하게 자극한다.

혈당은 급격히 올라가는 만큼 빠르게 떨어진다. 그러다 보니 식전과 식후의 혈당 수치가 널을 뛰게 되는데 이를 막기 위해 스트레스 호르몬인 코르티솔이 분비된다. 그럼 혈당을 다시 올리기 위해 단 음식을 찾는 악순환이 이어진다. 특히 스트레스를 받을 때 분비되는 코르티솔은 식욕을 강하게 자극해 단 음식이나 기름진 음식을 더 먹게 만든다.

탄수화물을 과잉 섭취하거나 체내 흡수된 탄수화물을 제대로 소비하지 못하면 남은 포도당이 글리코겐이나 지방으로 바뀌어 체내에 축적된다. 복부에 쌓이면 내장지방이 되고 간에 쌓이면 지방간이 된다. 또 혈관에 쌓이면 중성지방과 콜레스테롤 수치가 올라간다. 소비되지 않은 포도당이 지방으로 저장되면 혈당이 떨어져 또다시 금방 허기를 느끼게 된다.

56세 주부 박정화 씨는 3개월 동안 탄수화물 섭취를 극단적으로 줄이는 탄수화물 제한 다이어트를 진행했다. 그 결과 극심한 피로와 우울감을 느꼈고 다이어트를 중단한 뒤에는 요요현상이 찾아와 오히려 체중이 5kg 증가했다.

최근 지방보다는 탄수화물을 줄이는 것이 다이어트에 좋다고 알려지면서 정화 씨처럼 살을 빼겠다고 탄수화물을 먹지 않는 사람이 늘어나고 있다. 하지만 무조건 탄수화물을 끊을 경우 다른 영양소 섭취에 이상을 가져와 신체 리듬이 깨지고 탈모나 불면증, 체내 수분 감소까지도 불러온다. 심지어 탄수화물 섭취를 제한하게 되면 심각한 스트레스가 찾아오며 집중력이 떨어지고 우울증이 발생해 정신 건강에도 심각한 문제가 생긴다. 특히 대사 작용에 불균형이 발생하면 탄수화물을 먹고 싶은 욕구가 강해져 다이어트에 실패할 확률은 더 높아진다.

탄수화물은 다이어트에 무조건 해로운 존재일까? 그렇지 않다. 탄수화물은 신체 기능을 유지하기 위해 반드시 섭취해야 하는 필수 영양소다. 탄수화물의 기능에 대해 알아보자.

첫째, 탄수화물은 호흡과 근육 형성, 그리고 장기들의 생명 유지에 필요한 에너지를 가장 많이 공급하는 영양소다. 특히 탄수화물은 뇌세포를 활발하게 움직이게 하는 유일한 에너지원이다. 탄수화물을 무조건 제한하면 뇌세포로 전달되는 에너지가 줄어들어 뇌 기능이 떨어진다. 그래서 저혈당, 체력 저하, 신경과민을 일으킬 수 있다. 두뇌를 많이 사용하는 직장인들이나 전문직 종사자, 그리고 수험생이라면 아침 식사를 꼭 해야 하는 이유가 바로 탄수화물의 공급 때문이다.

둘째, 탄수화물은 단백질이 에너지원으로 사용되는 것을 막는다. 탄수화물을 극도로 제한하면 체내 근육 단백질을 분해해 포도당을 만든다. 그렇게 되면 단백질의 고유 기능인 각종 세포와 조직의 발달과 성장, 호르몬 생성에 어려움이 생겨 생명 유지에 치명적이다. 탄수화물을 잘 섭취하는 것이 단백질의 원활한 기능을 돕는 일이다. 따라서 단백질을 절약하기 위해서라도 탄수화물은 반드시 섭취해야 한다.

셋째, 탄수화물 부족 상태가 지속되면 우리 몸은 단백질 손상을 줄이기 위해 체지방을 분해한다. 지방이 분해되는 과정에서 케톤이라는 대사성 물질이 생기는데 혈액 중 케톤의 농도가 높아지면 메스꺼움, 피로, 두통, 탈수 등을 유발할 수 있다.

탄수화물은 부족하면 심각한 건강 장애를 일으킬 수 있고, 반면에 탄수화물이 과하면 비만, 당뇨의 원인이 될 수 있다. 중요한 것은 탄수화물의 섭취량보다 탄수화물의 종류다. 같은 양을 섭취한다 해도 어떤 종류의 탄수화물을 먹느냐에 따라서 체중 증가에 미치는 영향도 확연히 달라진다.

탄수화물은 단순당(monosaccharide)과 복합당(polysaccharide) 으로 구분된다. 단순당과 복합당의 큰 차이점은 섭취 후 체내에서 얼마나 혈당을 빨리 올리느냐에 있다. 체내에서 분해나 흡수가 빨리 되는 것은 단순당이며, 분해되는 데 시간이 오래 걸리는 것이 복합 당이다. 단순당에는 포도당, 과당, 맥아당, 젖당이 있으며 복합당은 단당류가 여러 개 결합한 탄수화물로 섬유질과 올리고당, 녹말이 대 표적이다.

혈당을 빨리 높이는 탄수화물은 주로 백미, 흰 밀가루, 흰 설탕 등 정제 과정을 거친 식품과 케이크, 사탕, 과자, 초콜릿, 탄산음료 등 가공식품에 많이 들어 있다. 즉 이러한 식품들은 열량은 높지만 영 양소가 부족하다. 단순당은 섭취 후 혈당을 빠르게 증가시키므로 췌 장에서 인슐린 분비를 촉진시켜 바로 체지방 축적으로 이어진다. 단 순당의 과잉 섭취는 당뇨병과 고혈압 같은 만성질환을 비롯해 뇌혈 관 질환, 대사증후군 등의 위험을 높인다. 또한 혈당을 급격히 증가 시켜 배고픔의 신호가 더 빨리 찾아오고 그 맛을 계속 찾게 만든다.

반면에 복합당은 소화되는 데 시간이 오래 걸리는 만큼 혈당도 완 만히 상승하며 인슐린도 정상적으로 분비되어 몸에 무리가 없다. 콩 이나 양배추, 브로콜리, 통곡식은 복합당이 풍부한 식품이다. 곡류 중 현미는 복합당이지만 완전히 정제된 백미의 경우는 단순당이다.

대부분의 사람들이 다이어트 중에는 무조건 탄수화물을 먹지 않으려 하지만 나쁜 탄수화물을 줄이고 건강한 탄수화물을 골라먹는 것이 필요하다. 같은 양을 섭취한다 해도 어떤 종류의 탄수화물을 먹느냐에 따라서 그 결과는 확연히 달라진다. 핵심은 단순당의 중독을 피하고 복합당을 선택해 먹어야 한다는 것이다. 복합 탄수화물은 단순 탄수화물과 반대로 다이어트에 도움을 줄 수 있다. 오늘부터 단순당을 피하고 복합당을 즐겨보자.

02

내가 먹는 것이
나를 결정한다

최근 무설탕, 제로 칼로리이면서도 맛까지 있는 제품들이 출시되어 다이어터들의 마음을 사로잡고 있나. 32세 송미나 씨는 다이어트를 할 때면 저칼로리 과자들로 끼니를 때운다. 음료는 저지방 음료나 제로콜라를 마신다. 미나 씨는 밥 대신 낮은 칼로리의 과자를 먹으면 칼로리 섭취가 적어서 더 빨리 살이 빠질 것이라고 생각했다. 일정 기간 그렇게 하다가 배고픔을 이기지 못하고 밥을 먹었다. 그러자 금세 체중이 원래대로 돌아갔다.

미나 씨의 다이어트 실패 이유는 포만감을 고려하지 않고 단순히 칼로리에만 집착했기 때문이다. 이런 경우는 다이어트를 지속적으로 유지하기 어렵다. 식사 대용으로 섭취한 과자는 포만감이 거의 없어 바로 허기짐 신호를 보낸다. 제로 칼로리 음료도 체중 감량에는 큰 도움이 되지 못한다. 시중에 판매되는 제로 칼로리 음료는 설탕을 넣지 않지만 맛을 내기 위해 아스파탐 같은 인공감미료를 사용한다. 우리 몸은 영양소가 없는 성분이 들어오면 당이 들어오지 않았다고 인식한다. 그래서 당이 필요하다는 신호를 보내 음식을 더 요구하게 된다. 우리 몸은 일정한 양을 먹어야 배부르다는 느낌이 든다. 칼로리가 낮으면서 포만감도 적은 식품을 먹으면 다이어트에 실패할 확률은 매우 높아진다. 그래서 칼로리는 낮아도 포만감을 줄 수 있는 음식을 찾아야 한다.

다이어트 식사를 선택할 때 같은 칼로리라도 포만감의 정도와 영양소의 구성 그리고 혈당지수는 식품마다 다르기 때문에 체중 감량에 미치는 영향도 모두 다르다. 혈당지수가 55 이상인 음식들은 비교적 혈당이 빨리 올라가 살을 찌우게 한다. 그래서 혈당이 천천히 올라가며 포만감을 주는 종류의 식품을 선택하는 것이 다이어트에 도움이 된다. 예를 들면 식빵 한 쪽과 고구마 한 개는 칼로리가 약 100kcal로 서로 비슷하다. 그러나 식빵의 혈당지수는 91로, 53인 고구마보다 훨씬 높다. 칼로리는 비슷해도 고구마의 혈당지수가 낮아서 포만감을 유지해 주어 다이어트 식사로 더 효과적이다.

섬유질이 풍부한 샐러드를 먹으면 칼로리를 낮추고 포만감을 쉽게 느낄 수 있다. 일반적으로 오래 씹어야 하는 현미, 보리 같은 통곡식이나 사과, 배 같은 과일과 생선, 달걀은 혈당지수가 낮아서 음식이 가지고 있는 탄수화물이 지방으로 잘 저장되지 않는다. 반면에 설탕이나 액상과당, 소스와 같은 단맛이 느껴지는 음식은 혈당을 급격하게 올린다.

먹을 것이 풍족한 시대지만 현대인들의 영양소는 항상 부족한 상태다. 영양소는 거의 없고 칼로리만 높은 음식들을 자주 섭취하기 때문이다. 몸의 피로가 쌓이는 이유도 비타민과 미네랄 같은 체내 영양소가 부족하기 때문이다. 칼로리 개념을 벗어나 비타민과 미네랄 그리고 파이토케미컬 같은 영양소의 중요성을 알아야 한다. 영양소가 부족한 식사는 온갖 질병의 출발점이다.

식물은 흙 속의 물과 공기 중의 이산화탄소와 햇빛을 통해 포도당을 만들어낸다. 그러나 인간은 생명작용을 위해 필요한 이 모든 열량과 영양분을 식사를 통해 공급받아야 한다. 식품을 통해 들어오는 영양소는 우리의 세포를 재생하고 복구하며 염증을 치료하는 식이영양복합체다.

우리는 음식을 먹고 소화라는 과정을 거쳐 영양소들을 최소 단위로 분해한다. 탄수화물은 포도당으로, 지방은 지방산과 글리세롤로, 단백질은 아미노산 단위로 분해해 흡수한다. 분해된 성분들은 체내 대사 작용을 통해 다시 영양소를 생합성해 몸을 만든다. 먹는 작업을 통해 세포를 만들고 성장시키며 보수하고 치유하는 근본적인 일들이 일어나는 것이다. 결국 내가 먹는 것으로 내 몸이 만들어진다. 그래서 무엇을 먹느냐에 따라 몸의 구성이 달라진다. 이제 칼로리 개념에서 벗어나 영양소에 집중해 보자.

오랜만에 업무가 아닌 일로 만나 점심 식사를 함께한 박준희 씨와 고서연 씨는 먹거리를 놓고 한바탕 토론을 벌였다. 준희 씨가 요즘 원인을 알 수 없는 두통과 통풍에 시달린다고 하소연한 것이 발단이 되었다. 평소 음식을 꼼꼼하고 깐깐하게 챙겨 먹기로 소문난 서연 씨는 모든 것이 음식 탓이라고 말했다. 서연 씨는 좋은 음식을 잘 선택해 먹어야 두통과 통풍을 치료할 수 있다고 준희 씨에게 충고했다.

　잘 먹는다는 것은 결코 쉬운 일이 아니다. 이미 산과 들과 바다가 오염된 지 오래다. 상품성을 개선하기 위해 화학농법으로 생산된 식품들과 가공한 식품들이 대량 유통되고 있다. 오염되지 않은 곳에서 자란 자연산을 먹는 것이 좋지만 구하기가 여간 쉽지 않다. 농약과 비료를 사용해 키운 작물은 외형에 비해 내부가 부실하다. 땅의 기운이 고갈된 곳에서 생산되는 작물은 영양소가 부족하다. 과일은 종자 개량을 거치면서 겉으로는 먹음직스럽게 바뀌었지만 영양소는 줄어들고 칼로리는 높아졌다. 겉보기는 좋지만 영양이 줄어든 작물들이 늘어나고 있다.

　오염되고 건강하지 못한 먹거리는 성격에도 영향을 준다. 배려심과 참을성이 줄어들어 헐뜯고 다투게 된다. 정신불안, 자폐증이나 기형아 출산이 증가하고 비만, 당뇨, 고혈압, 두통, 성조숙증, 조기폐경, 정자 수 감소, 불임, 아토피, 천식, 알레르기 비염, 류머티스 관절염, 통풍, 골다공증 같은 만성질환이 늘어난다. 혈관성 치매 가능성

또한 높아진다.

인체의 유전자 변이는 나이가 들거나 스트레스, 오염, 먹거리의 변화로 생긴다. 다행인 것은 바른 먹거리를 오랜 기간 섭취하면 유전자의 변이가 회복되기도 한다. 나이 드는 현상은 어쩔 수 없지만 오염된 환경을 개선하고 스트레스를 줄이고 먹거리를 바로 세우는 것으로 우리 인체의 유전자 변이를 돌릴 수 있다는 의미다.

우리는 먹어야 살며 먹는 것이 곧 우리를 만든다. 재료가 부실하면 튼튼한 건물을 지을 수 없듯이 먹는 것에 대한 안전성이 확보되지 않으면 우리의 생존도 위협받을 수밖에 없다. 신선한 음식을 먹는 습관을 만들면 자연스럽게 건강해지고, 가공식품을 자주 먹으면 건강에 무리가 온다. 무엇을 먹느냐가 건강을 결정한다.

자연에서 가져온 제철 재료들을 최소한으로 조리해 만든 자연식은 몸의 면역력을 회복하고 질병에 걸리지 않도록 돕는다. 자연식을 가까이하면 자극적인 음식에 길들여진 입맛을 바로잡을 수 있다. 그러기 위해서는 최대한 자연 그대로의 식품을 섭취해야 한다. 특히 식물은 통째로 먹을 수 있어서 뿌리, 줄기, 잎, 열매가 고유하게 갖고 있는 다양한 영양소를 빠뜨리지 않고 섭취할 수 있다.

이처럼 다양한 영양소를 동시에 섭취하면 영양소들이 상호작용을 일으켜 효과가 배가 된다. 특히 각 원료마다 들어 있는 파이토케미컬의 항산화 작용이 극대화된다. 천연 영양제라고 불리는 파이토케미컬은 식물에만 존재하는 물질로서 체내 독소를 배출시키는 강력한 청소 도구이며 여러 기전을 통해 비만과 질병을 예방한다. 자연식은 바로 이 기적 같은 천연 영양소의 보고다.

하루 한 끼 생식 다이어트를 하고 난 후 나에게 일어난 가장 큰 변화는 입맛이 바뀐 것이다. 자연의 풍미를 알게 되었고 가공식품을 덜 먹게 되었다. 가공식품을 먹더라도 꼭 포장지에 적힌 성분표를 보고 어떤 재료가 들어갔고 또 어떤 영양 성분을 가지고 있는지 확인한다. 나처럼 제대로 건강하게 먹고 싶지만 어떤 음식이 좋은지 몰라 어렵게만 느껴진다면 010 7133 8366으로 연락해 보라. 칼로리가 아니라 영양소에 집중해 식품을 잘 선별해서 먹는 법을 알려줌으로써 건강한 다이어트를 할 수 있도록 도울 것이다. 지금 내가 먹는 음식이 바로 내가 된다는 사실을 잊지 마라.

03

뱃살을 만드는
습관을 버려라

40세 안영주 씨는 새로운 마음으로 헬스장을 등록했지만 일주일 중 한 번도 가지 않은 적이 많다. 최근에는 큰마음을 먹고 헬스장을 찾았다가 충격을 받았다. 최근 모임이 많아 여기저기 다니며 맛있는 음식과 술을 마음껏 즐겼더니 뱃살이 부쩍 나오고 심지어 몸무게는 78kg에서 85kg으로 늘어 앞자리 숫자까지 바뀌었다. 영주 씨는 아무래도 긴장이 풀어져서 평소보다 훨씬 많이 기름진 음식을 먹었던 것 같다며 한숨을 내쉬었다.

치킨과 맥주, 삼겹살과 소주, 햄버거와 콜라 등 환상적 궁합을 이루는 이 음식들은 뱃살을 키우는 주범들이다. 이 외에도 높아진 인스턴트식품 소비와 집밥보다 외식을 즐기는 식습관의 변화로 인해 갈수록 찌는 뱃살로 고민하는 사람들이 늘고 있다.

비싸게 구입했던 우아한 옷들은 옷장 구석으로 밀려나고 엉덩이를 가려 줄 박스형 원피스나 허벅지를 가려 줄 치마, 배가 불러도 감춰 줄 헐렁한 티셔츠, 허리가 넉넉한 바지처럼 뱃살을 커버해 줄 옷들이 옷장에 가득하다. 굶어도 보고 힘겹게 운동도 해 봤지만 유독 살이 빠지지 않는 부위가 있다. 바로 양손으로 두둑하게 잡히는 뱃살이다.

다이어트를 할 때 부위별로 살을 빼고 싶어 하는 사람들이 많다. 겉보기엔 말라 보이지만 양손 가득 잡히는 뱃살 때문에 남모를 속앓이를 하는 경우도 많다. 상체에 비해 뚱뚱한 허벅지살 때문에 고민을 하고, 또 다리는 날씬하지만 굵은 팔뚝과 뱃살로 인해 고민하는 경우도 있다. 조금 통통하다 하더라도 몸매의 균형이 잘 맞으면 훨씬 아름답고 안정적으로 보인다. 그래서 많은 여성들이 자신 없는 신체 부위의 콤플렉스를 해결하기 위해 다이어트에 돌입한다. 균형 잡힌 날씬한 몸매를 갖는 것은 모든 여성들의 꿈이다.

뱃살은 단순히 S라인이 아니라서 예뻐 보이지 않는다는 차원의 문제가 아니다. 복부비만은 복부 피부 밑에 쌓이는 피하지방을 의미하는 것이 아니라 복강 내 장기를 둘러싸고 있는 내장지방을 말한다. 뱃살을 빼는 데 굶는 것이 최고라며 단식이나 절식을 선택하지만 이 방법은 일시적으로 배가 들어가기만 할 뿐 내장지방을 동반하는 경우에는 빠른 감량이 이루어지기 어렵다.

내장지방이 축적되면 혈중 콜레스테롤 수치를 높이고 고혈압, 당뇨병, 고지혈증, 동맥경화, 당뇨병, 퇴행성 관절염, 심장질환 및 대사증후군 등의 발병률이 높아진다. 또 복부비만이 심하면 배를 내밀고 걷게 되어 척추에 부담을 주어 허리에 통증을 유발하게 된다.

비만이 곧 질병이다. 따라서 뱃살을 예방하는 것이 질병을 방지하는 최선책이 된다. 자신이 복부비만인지부터 점검해 보자. 비만이 아니라면 비만이 되지 않도록 예방을 해야 하고 비만이라면 본격적으로 다이어트를 시작해야 한다.

성인의 비만 판정은 체질량지수(Body Mass Index; BMI)와 허리둘레를 사용한다. 체질량지수는 몸무게(kg)를 키(m)의 제곱으로 나눈 값으로, 정상범위는 18.5~22.9다. 키가 165cm인 경우 약 68kg까지가 정상범위에 속한다. 체질량지수가 23을 넘는다면 다이어트가 필요하다.

$$BMI = kg/m^2$$

허리둘레는 줄자로 측정해 볼 수 있는데 남성은 90cm(35인치), 여성은 85cm(33.5인치) 이상이면 복부비만에 해당한다. 체질량지수가 25를 넘거나 허리둘레가 기준치 이상이라면 다이어트가 필요하다.

	저체중	건강체중	과체중	비만체중
BMI	18.5 미만	18.5~22.9	23~24.9	25 이상
허리둘레	여: 85cm 미만		여: 85cm 이상	
	남: 90cm 미만		남: 90cm 이상	

직장을 다니고 있는 정희수 씨는 가을을 맞아 작년에 입었던 미니스커트를 다시 꺼내 입었다가 충격에 빠지고 말았다. 분명 몸무게 변화는 없는데 허리 부분이 작아서 잘 맞지 않은 것이다. 희수 씨는 결국 다른 원피스를 입고 출근했다.

뱃살이 찌는 이유는 두 가지가 있다. 주로 윗배가 많이 나온 경우는 내장에 지방이 쌓여 있을 확률이 높다. 평소 과식, 폭식을 하는 경우라면 개선되기 어렵다. 반면 아랫배가 튀어 나온 경우에는 변비일 확률이 높다. 약물요법 등으로 일시적으로만 배변을 해결하고 근본적인 원인은 해결하지 못한다면 진정한 의미의 변비 치료가 될 수 없다. 변비가 발생하는 원인부터 바로잡고 뱃살을 빼야 한다. 그러기 위해서는 변비로 인해 쌓여 있는 몸속 노폐물을 제거하고 폭식과 과식을 피해야 한다. 변비 개선을 위해서는 섬유질이 풍부한 채소와 과일을 충분히 섭취하는 것이 좋다.

변비는 활동량이 적어 장 근육이 약해져 생기기도 한다. 그래서 식습관 개선도 필요하지만 운동과 활동량을 늘리는 것이 중요하다. 배가 불편하고 가스가 많이 차 있는 경우라면 계단 오르내리기나 걷기 등으로 하루 활동량을 두 배 이상 늘리는 것이 필요하다. 복부 비만으로 고민하는 여성들 대부분이 식사를 빠른 시간 내에 끝내는 것을 볼 수 있다. 시간을 정해두고 식사를 천천히 하면 평소보다 훨씬 적은 양을 먹어도 포만감을 느낄 수 있기 때문에 쉽게 다이어트를 할 수 있다. 장이 건강해질 수 있는 생활습관을 가져야 뱃살로부터 탈출할 수 있다.

매번 독하게 마음먹고 다이어트를 다짐해도 작심삼일이면 무너지고 만다. 뱃살을 빼기 위해서는 바쁜 시간을 쪼개 규칙적으로 세 끼를 챙겨 먹고 칼로리와 영양을 고려한 다이어트 식단을 짜야 한다. 바쁜 현대인들에게는 현실적으로 어려운 방법이다. 하지만 다이어트는 꾸준한 노력과 정성이 필요한 일이다.

우리의 위는 신축성이 높아 포만감이 넘치는 과식을 하게 되면 또 다시 과식을 해야 만족감이 채워진다. 탄수화물 중독이 탄수화물을 찾듯 음식은 음식을 부른다. 결국 포만감은 포만감을 부른다. 그러나 소식이 습관이 되면 늘어진 위도 복구가 되고 편안함을 느낀다. 오늘부터 위에 여유 공간을 주는 편안한 식사를 해 보자. 그러기 위해서는 배가 부르기 전에 숟가락을 내려놓아야 한다.

04

'독하게'가 아니라
'건강하게' 다이어트하라

직장인 심미진 씨는 회사 동료가 주선하는 소개팅을 2주 앞두고 단기간 다이어트에 돌입했다. 미진 씨는 솔로 탈출과 다이어트라는 목표를 동시에 이룰 수 있는 절호의 기회라고 생각하며 독하게 마음을 먹었다. 회사 생활 때문에 따로 운동 시간을 내기가 어려운 미진 씨는 운동 대신 식사량을 급격히 줄이는 단기간 다이어트를 선택했다. 미진 씨는 방울토마토와 달걀 그리고 닭가슴살을 다이어트 도시락으로 싸가지고 다녔다. 그렇게 독하게 다이어트를 시도한 결과 일주일 후 3kg이 감량되었다. 그러나 온종일 어지럽고 기운이 없어 이런 방식으로 다이어트를 지속할 수 있을지 고민하고 있었다.

누구나 단기간 독하게 다이어트를 시작하다 보면 숫자에 예민해지는 경우가 매우 많다. 지금 먹으려는 음식이 몇 칼로리인지, 일주일 동안 3kg 감량이 가능한지 또는 한 달 동안 10kg이 빠졌는지 집착하다 보면 오히려 쉽게 지치고 금방 다이어트를 포기하기 마련이다. 음식을 섭취하지 않거나 섭취하는 음식의 양을 대폭 줄이는 단기적인 다이어트는 목표 체중을 달성하는 데 도움이 될 수는 있으나 건강을 기대하기는 어렵다.

다이어트할 때 식사량만 지키면 된다고 생각하는 사람들이 있다. 밥을 적게 먹고 간식을 많이 먹는다거나 하루 세 끼 먹을 양을 한 끼에 다 먹고 나머지 시간에는 굶는 경우가 있다. 이는 위험한 생각이다. 우리 몸의 생명 시스템은 그렇게 단순하게 작용하지 않는다. 칼로리는 비슷하더라도 언제 어떤 음식을 먹느냐에 따라 공식은 달라진다. 음식이 가지고 있는 칼로리는 정해져 있지만 몸에서 소화, 흡수, 배설에 관여하는 신진대사의 기능도 사람마다 차이가 있다. 어떤 칼로리의 음식을 먹느냐에 집착하기보다는 어떻게 먹는지가 더욱 중요하다. 무조건 칼로리만 제한하다 보면 정크 푸드(junk food)를 먹게 될 수밖에 없으며 이러한 음식들은 건강을 위협할 수 있다.

가수이자 뮤지컬 배우인 옥주현 씨는 다이어트에 성공하고 잘 유지하는 것으로 유명하다. 그녀의 성공비결은 건강을 고려한 다이어트였다. 그녀의 다이어트 식단은 고단백, 저지방으로 구성되어 있다. 아침에는 단백질이 많은 두부와 달걀, 그리고 낮은 칼로리의 과일, 채소 등으로 구성했고, 평소 좋아하던 샐러드를 만들어 먹기도

했다. 공복감이 찾아오면 건강에 좋은 샐러드나 견과류를 먹는다. 특히 하루 2리터의 수분을 섭취하기 위해 커다란 개인 물병을 가지고 다니며 수시로 물을 마셨다. 그녀는 "몸에 안 좋은 것을 아는데 먹어 봤자 내가 아는 맛 아니냐."라는 말로 다이어터들에게 깨달음을 주기도 했다. 그녀는 유행하는 다이어트뿐만 아니라 굶는 다이어트도 해 봤지만 요요현상만 남기기 때문에 식이요법과 운동을 꾸준히 병행하는 것이 가장 좋은 다이어트 비법이라고 말한다.

'독하게'가 아니라 '건강하게' 다이어트하기 위해서는 음식의 양보다는 질을 높여야 한다. 따라서 다이어트를 시작하면 영양관리는 필수다.

38세 최정현 씨는 살을 빼기 위해 원 푸드 다이어트는 물론, 단식도 해 봤다. 그 외에도 다양한 다이어트 프로그램을 해 봤지만 매번 요요현상을 겪었다. 정현 씨는 이번이 마지막 다이어트라는 생각으로 큰돈을 투자해 헬스장의 퍼스널트레이닝(Personal Training; PT)을 신청했다. 그녀는 트레이너가 시키는 대로 운동도 열심히 하고 다이어트 식단도 제대로 지켰다. 하지만 한 달쯤 됐을 무렵부터 정현 씨는 극심한 다이어트 스트레스에 시달렸다. 매일 채소와 닭가슴살 위주의 식사만 하다 보니 먹는 즐거움을 잃어 버렸으며, 가족, 친구들과도 함께 식사를 하기 어려웠다. 따로 챙겨온 다이어트 도시락을 꺼내는 것도 민망하기 짝이 없었다. 이렇게 엄격히 제한된 다이어트 식단을 지속하는 것이 스트레스가 되어 정현 씨는 결국 다이어트를 포기했다.

이렇게 건강한 다이어트 식단은 살빼기에 도움이 되지만 지나치게 제한하면 반작용으로 인해 폭식을 하게 된다. 다이어트를 하면서 음식을 먹고 싶은 욕구를 참기 힘들다면 소량이라도 먹고 싶은 음식을 먹어야 한다.

27세 고재희 씨는 다이어트 전략으로 운동을 선택했다. 재희 씨는 매일 퇴근 후 2시간 이상 헬스를 하고 주말이면 오후 시간을 모두 헬스에 전념했다. 하지만 체중은 전혀 줄어들지 않아 스트레스만 늘어났다. 재희 씨의 문제점은 운동으로 소비한 에너지를 먹는 것으로 보상한 것이다. 아무리 운동을 해도 그만큼 음식을 많이 먹는다면 체중은 증가할 수밖에 없다.

단기간 안에 극단적으로 다이어트를 시도하는 경우가 많다. 워낙 다급하다 보니 플라잉요가, 스피닝, 태보 등 아파도 참아가며 운동을 강행하면서 건강에 무리를 준다. 다이어트를 재미없이 의무만으로 하는 것은 고역이 아닐 수 없다. 이렇게 스트레스를 받으면 오히려 코르티솔 호르몬의 수치가 높아져 살이 더 찐다. 운동을 하더라도 일단 무엇이든지 다양하게 도전해 보며 독하게가 아니라 재미있게 해야 한다. 즐겁게 운동을 하면 다이어트에 시너지 효과가 있다.

다이어트는 특정기간에만 하는 이벤트가 아니라 평생 습관이 되어야 한다. 그러기 위해서는 평소에 몸을 많이 움직이려고 노력해야 한다. 사무실에서는 수시로 스트레칭을 하고 틈틈이 맨손운동을 하자. 집에 있을 때는 TV를 보면서 스트레칭이나 복근 운동을 해 보자. 나는 웨이트 트레이닝으로 근육을 강화하고 하루 종일 음악을 들으며 요가 동작을 따라 해 본다. 다이어트 운동은 무리하지 않고 차츰차츰 늘려가는 것이 바람직하다.

다이어트는 식이요법을 통해 칼로리를 줄이는 것과 운동을 통해 기초대사량을 높이는 것이 병행되어야 한다. 그 균형이 깨지면 아무리 독하게 다이어트를 해도 성공하기 어렵다. 성공하더라도 금세 요요현상이 찾아온다.

다이어트를 시작하기 전에 자신의 식습관과 생활패턴을 잘 아는 것이 중요하다. 자신의 몸무게, 체지방, 근육량을 제대로 아는 것은 물론이고, 잘 맞는 운동과 식이요법을 찾는 것이 우선이다. 살을 단기간에 빼려고 하지 말고 장기적으로 계획하고 규칙적으로 식이요법과 운동을 열심히 하면 원하는 몸을 만들 수 있다.

남들이 말하는 다이어트 비법을 맹신하지 말자. 한 가지만 집중해서 독하게 하는 다이어트는 실패할 확률이 높다. 다이어트가 어려운 이유는 자신의 몸이 이해하기 어려운 방법을 선택했기 때문이다. 독하게 하는 것이 아니라 건강하게 해야 몸의 균형을 유지할 수 있다.

05

요요 없는 다이어트가
진짜 다이어트다

48세 전은실 씨는 비만으로 인해 당뇨뿐만 아니라 고혈압, 수면 무호흡증까지 생겼다. 심지어 극심한 스트레스로 살이 찌면서 우울증까지 진행되었다. 은실 씨는 최근 아침 식사는 건너뛰고 닭가슴살과 샐러드만으로 하루 두 끼 식사를 하면서 8kg을 감량했지만 결국 요요현상이 찾아왔다. 심지어 더 이상 살이 빠지지 않는 다이어트 정체기가 찾아왔다며 고민을 털어놓았다.

일반적으로 누구나 2~3일 정도 굶으면 1~2kg 정도의 체중 감량 효과는 볼 수 있다. 그러나 이는 지방이 빠진 것이 아니라 체내 수분량이 줄어든 것이다. 이때 체중이 줄었다고 해서 다시 밥을 먹게 된다면 체지방이 더 늘어나게 된다. 이러한 상황이 반복되면 체지방 비율은 점점 높아지게 된다. 우리 몸은 또 언제 에너지가 공급될지 모르는 상황에 대비해 최대한 에너지를 저장하려 하기 때문이다.

다이어트하는 사람들의 가장 무서운 적은 바로 요요현상이다. 감량한 체중을 1년 이상 유지하기란 여간 어려운 일이 아니다. 계속해서 적은 식사량과 높은 운동량을 유지하지 않으면 체중은 금세 불어 요요현상을 피할 수 없다. 아무리 열심히 다이어트를 해도 허사로 돌아간다면 이처럼 속상한 일도 없다.

누구나 빨리, 많이 빼고 싶어 한다. 그래서 식사량을 급격하게 제한하거나 운동량을 과도하게 증가시켜 몸에 무리를 준다. 체중 증가와 감량이 여러 차례 반복되면 결국 근육량은 줄어들고 지방량은 증가한다. 요요 없는 건강한 다이어트를 위해서는 다음 세 가지를 반드시 기억해 보자.

첫째, 다이어트를 하는 목적을 '건강'으로 잡아라. 하루 종일 물만 마신다거나 하루에 한 끼만 먹는 등의 극단적 방법은 지양해야 한다. 무조건 배고프고 괴롭게 다이어트를 하는 시대는 지났다. 지금은 균형 잡힌 다이어트 식단과 운동으로 건강하게 다이어트를 하는 시대다. 비만의 원인을 제대로 알고 체내 독소와 노폐물을 제거하고 건강까지 생각한 다이어트가 이루어져야 한다.

건강한 다이어트란 디톡스를 기본으로, 체내 독소와 노폐물을 제거하며 살이 잘 찌지 않는 몸 상태를 만들어 질병 예방과 치료까지 연결되어야 한다. 따라서 무리한 식이요법이나 운동은 건강한 다이어트의 답이 될 수 없다. 무리한 다이어트는 요요현상은 물론, 영양결핍, 탈모, 피부노화, 불면증, 신경과민증으로 이어진다.

다이어트 정체기와 요요현상을 이겨내려면 굶는 다이어트가 아니라 다양한 종류의 질 좋은 음식을 먹으면서 즐거운 다이어트를 해야 한다. 무조건 깡마른 몸매보다는 건강하고 탄력 넘치는 몸매를 가꾸는 데 초점을 맞추어 보자. 그러기 위해서는 하루 세 끼를 잘 챙겨 먹고 운동하며 건강한 다이어트 습관을 만드는 것이 중요하다.

둘째, 내 몸의 세트포인트(set point)를 잡아라. 많이 먹는데도 정상 체중을 유지하는 사람들이 있다. 식사량을 조절해도 좀처럼 살이 빠지지 않는 사람들은 그들이 부럽기만 하다. 왜 이런 차이가 나는 것일까? 이것은 바로 체중의 조절점, 즉 세트포인트 때문이다. 우리 몸은 항상 일정한 상태의 신체리듬을 유지하는 생존본능의 법칙이 있다. 이것을 항상성(homeostasis)이라고 한다. 체중과 체지방에도 항상성이 있다.

체중과 체지방의 항상성은 사람마다 다르다. 먹고 싶은 대로 먹어도 살이 찌지 않는 사람이 있는가 하면, 조금만 먹어도 살이 찌는 사람이 있다. 비만한 사람이 살을 뺀다고 몇 끼를 굶어도 뇌 속에 입력되어 있는 세트포인트 때문에 체중이 잘 내려가지 않고 그대로 유지된다. 반면에 날씬한 사람이 폭식을 해도 별로 체중이 올라가지 않는 이유는 세트포인트가 낮게 설정되어 있기 때문이다.

일시적이고 무리한 다이어트로 잠시 살을 뺄 수는 있지만, 다이어트가 끝나면 우리 몸은 예전의 상태를 기억하고 원래대로 만들기 위해 섭취하는 에너지를 소비하지 않고 비축한다. 체중의 세트포인트가 흔들리면서 체지방이 쌓이기 시작하면 세트포인트가 상승한다. 체지방의 항상성은 사람마다 다르다. 그렇기 때문에 평소보다 더 배고프고 음식이 당기기 시작하면 체중의 세트포인트가 올라가려고 하는 신호라고 이해해야 한다.

또한 술, 설탕, 액상과당 같은 단순당과 흰 밀가루, 트랜스지방 등은 세트포인트를 올리므로 피해야 한다. 섬유질이 풍부한 채소류, 해조류, 통곡물 등과 양질의 단백질이 든 두부, 생선, 해산물, 닭고기, 육류 살코기 등, 그리고 오메가-3 지방산이 풍부한 견과류 등을 잘 챙겨 먹어야 한다.

요요현상이 반복되면 세트포인트가 올라간다. 그래서 적게 먹어도 살이 빠지지 않고 오히려 체중이 쉽게 증가해 다이어트를 진행하기 점점 힘들어진다. 요요 없는 다이어트의 출발은 흔들리는 세트포인트를 정상으로 회복하는 것으로부터 시작된다.

셋째, 빠진 체중을 잘 유지하라. 다이어트에는 끝이 없다. 대부분의 사람들이 목표 체중에 도달하거나 체중이 어느 정도 빠지고 나면 힘든 운동을 중단하고 먹고 싶은 것을 먹는다. 이는 요요현상으로 이어지는 길이다. 식이요법과 운동을 병행해 체중을 감량했어도 전반적인 생활습관의 변화 없이는 그 상태를 유지하기 어렵다. 그러므로 무리하지 않고 자신의 몸에 맞는 적절한 감량 계획을 세워야 한다.

가장 적절한 감량 무게는 한 달에 본인 체중의 3~5% 정도다. 예를 들어 현재 60kg이라면 한 달에 약 2~3kg을 감량하는 것이 적절하다. 하루 두 끼 또는 세 끼를 최대한 규칙적으로 먹고 한 번에 먹는 양도 늘 비슷하게 유지하는 것이 좋다. 섭취하는 음식의 양이나 열량이 불규칙하면 몸은 에너지를 소비하지 않고 저장해 매일 많이 먹는 사람보다 더 지방이 늘기 쉬운 상태가 된다.

몸의 균형을 유지하는 것이 요요 없는 다이어트의 핵심이다. 살이 아니라 건강에 초점을 맞춰야 한다. 계단을 밟아가듯 천천히 살을 빼고, 이 과정에서 몸의 밸런스인 세트포인트를 조절하며 감량한 체중을 최소 2년 이상 유지해야 진짜 다이어트다.

06

술독과 장독이
비만의 주범이다

45세 직장인 문현주 씨는 술을 좋아한다. 얼마 전 실시한 직장인 건강검진 결과, 알코올성 간염을 판정받았다. 최근 부쩍 나온 배도 신경 쓰이던 차에 현주 씨는 건강을 위해 식이조절과 운동으로 다이어트를 시작했다. 술을 끊고 열심히 다이어트에 매진한 결과 5kg 감량에 성공했지만 그 기쁨도 잠시였다. 연말 송년회로 술자리가 이어지면서 힘들게 감량한 체중이 다시 불어나고 있다.

술은 비만의 원인이 된다. 알코올성 간질환은 지방간, 간염, 간경변증으로 진행한다. 특히 알코올성 간염은 지방만 축적되는 알코올성 지방간과는 달리 간세포가 파괴되고 염증 반응을 동반한다. 심한 경우 발열, 황달, 복통을 유발한다. 술을 끊고 충분한 휴식과 영양을 취하면 정상으로 회복될 수 있지만 음주가 계속 이어지면 알코올성 간경화로 진행될 수 있다.

"몸이 천 냥이면 간은 구백 냥이다."라는 속담이 있다. 간은 우리 몸에서도 가장 많은 기능을 담당하는 중요한 장기다. 간은 음식에서 얻은 영양분을 저장해 각 조직에 공급하는 것은 물론, 살균 작용, 면역 체계 유지 등 담당하는 범위가 매우 넓어 '몸속의 종합 처리장'이라고 불린다. 간의 역할 중 특히 중요한 것은 체내에 쌓인 노폐물과 독성 물질을 배출하는 기능이다. 이 기능이 저하될 경우 원활한 해독과 대사가 이루어지지 않아 체내에 독성 물질이 쌓이고 몸에 이상 증상이 나타난다. 특히 얼굴색이 어둡고 부기가 쉽게 가라앉지 않는다. 하지만 간은 악화되어도 특별한 통증이나 증상이 없기 때문에 겉으로 이상이 나타났을 때는 이미 늦은 경우다. 그래서 간을 '침묵의 장기'라고 부르기도 한다. 그러므로 더욱더 간 관리에 신경을 써야 한다.

음주를 즐기는 사람들은 대부분 배가 나와 있다. 술을 마시면 살이 찌는 이유는 무엇일까?

첫째, 술은 열량만 있고 영양소는 없기 때문이다. 알코올은 1g당 7kcal의 에너지를 내는데 이는 1g당 4kcal의 에너지를 가지고 있는 탄수화물이나 단백질보다 훨씬 많다. 소주 한 병이면 밥 한 공기와 비슷한 열량(300kcal)이다. 안주를 먹지 않고 술만 마셔도 살이 찌는 이유가 여기 있다. 매일 소주 한 병씩 마신다면 칼로리만 봤을 때 매일 밥 한 공기씩을 추가로 먹는 것과 같다. 또한 알코올은 열량만 높고 영양소가 없다 보니 식욕을 증가시켜 더 많은 음식을 먹게 한다. 게다가 알코올에는 지방 연소를 방해하는 성질이 있어 살이 찌는 원인이 된다.

둘째, 술과 함께 먹는 안주를 조심해야 한다. 과음의 기준은 성인 남자의 경우 평균 소주 다섯 잔, 성인 여자는 평균 두 잔에서 세 잔이다. 이 기준을 넘기면 취기가 올라와 뇌에서 식욕 조절 호르몬의 흐름이 바뀌게 된다. 과음이 이어지면 렙틴 호르몬은 내려가고 그렐린 호르몬은 올라가서 식욕이 증가하게 되어 기본 음식 섭취량이 많아진다. 술과 먹는 안주는 대개 고지방, 고열량인 경우가 많아 비만해지기 쉽다.

그뿐만 아니라 알코올이 간에서 대사되고 남은 부산물인 아세트알데히드가 지방의 분해를 방해해 함께 먹은 음식이 지방으로 축적되는 것을 돕는다. 심지어 우리 몸 안에서는 알코올로 생긴 열량을 에너지원으로 먼저 사용하기 때문에 안주에서 섭취한 열량은 체내에 저장되어 고스란히 지방으로 쌓인다.

요즘 거리마다 마실 것을 들고 다니는 사람들을 심심찮게 볼 수 있다. 식사시간 이후에는 여기저기 카페에 손님들이 인산인해를 이룬다. 우리는 목이 마를 때 아이스커피, 탄산음료, 주스와 같은 음료수를 습관적으로 찾는다. 피곤하다는 생각이 들 때는 달콤한 음료를 마신다. 일반적으로 음료수를 많이 마시니 수분을 많이 섭취하고 있다고 생각한다. 그러나 당분이 많이 들어 있는 주스 또는 카페인이 든 커피 같은 음료들은 이뇨작용을 일으켜 장기적으로 많이 복용하면 만성적인 피로나 탈수, 무력감 외에도 노화나 변비 증상을 초래한다. 달콤한 음식을 계속 먹다 보면 중독에 이르고 장 내에 독소가 축적되어 영양소를 제대로 흡수할 수 없는 상태가 될 수 있다.

히포크라테스는 "모든 병은 장에서 시작된다."라고 했다. 장이라고 하면 대부분 소화, 흡수 그리고 배변 활동만을 생각한다. 그러나 장은 인체의 해독기능을 비롯해 염증 조절, 신경전달물질 생성, 사고 능력 조절 등 매우 광범위하고 다양한 생리 작용에 관여한다. 그래서 장을 '제2의 뇌'라고 표현한다.

또한 장은 면역을 담당하는 매우 중요한 장기다. 우리 몸속 면역세포의 70%가 장에 존재하기 때문이다. 또한 사람의 장에는 약 1,000가지 종류의 100조 이상의 균이 살고 있다. 장내에서 유익한 균과 유해한 균의 균형이 깨지면 산화 스트레스와 염증이 발생해 각종 질병을 유발시킨다. 염증성 장질환(Inflammatory Bowel Disease; IBD) 같은 직접적인 장질환뿐만 아니라 비만, 당뇨병, 동맥경화, 알레르기 등 각종 만성질환의 원인이 된다. 최근에는 몸에 유익한 균총이 줄고 유해한 장내 세균이 증가하면서 암이나 당뇨, 비만이 발생한다는 증거들이 나오고 있다.

사람마다 대변 속에 있는 미생물의 분포는 각양각색이다. 이러한 장내 세균은 매일 대변을 통해 몸 밖으로 배출된다. 그러나 유해균이 많을수록 대장의 독소 수치는 올라간다. 인체가 공생하는 세균을 조절하지만 세균들도 우리 인체의 비만과 질병을 조절한다.

장에 공생하는 세균들 중 비만을 유도하는 세균이 있다. 피르미쿠트(*Firmicutes*) 세균과 박테로이데테스(*Bacteroidetes*) 세균이다. 미국 워싱턴대학교 제프리 고든 교수팀이 2006년 《네이처(Nature)》에 게재한 논문에 따르면, 비만인 사람의 장내에는 박테로이데테스보다 피르미쿠트가 약 3배 더 많다고 한다. 또한 비만 쥐의 장에 사는 세균을 보통 체형인 쥐에게 이식했더니 2주 만에 체지방이 증가했다. 뚱뚱한 사람일수록 피르미쿠트 세균이 많아 90%를 차지했다. 비만 환자가 정상 체중으로 돌아오면서 피르미쿠트 세균의 비율은 73%로 떨어졌으며 박테로이데테스 세균의 비율이 15%로 늘었다.

장이 건강하면 같은 양의 음식을 먹더라도 효과적으로 장에서 흡수할 수 있다. 장내를 건강하게 만들기 위해서는 날씬 세균인 박테로이데테스를 늘리고 비만 세균인 피르미쿠트를 감소시켜야 한다. 날씬 세균을 늘리기 위해서는 이 균의 먹이가 되는 섬유질과 유산균을 많이 섭취해야 한다. 변비로 고생하는 사람들도 섬유질과 유산균을 섭취하면 장내 유익균의 증가로 장의 연동 운동이 촉진되어 순조롭게 대변을 보는 데 도움이 된다. 장은 인체 건강의 핵심이 되는 기관이다. 장내 세균의 구성 비율을 건강하게 회복시켜야 비만을 예방할 수 있다.

간과 장 기능이 좋은 사람들은 몸의 독소 배출이 원활하기 때문에 피부가 곱고 얼굴이 환하며 눈빛이 또렷하다. 반대로 간과 장이 나쁘면 피부가 거칠고 얼굴이 어두워진다. 따라서 간과 장을 잘 관리해 독소가 쌓이는 것을 예방해야 한다. 몸속에 쌓여 있는 독소를 밖으로 배출하고 인체의 균형을 맞추는 다이어트가 진짜 다이어트다.

07

건강미인은
해독으로부터 시작된다

현대인들은 다양한 독소에 노출되어 있다. 과거에는 세균이 유력한 독소로 인식되어 왔지만 오늘날에는 환경독소가 새로운 독으로 자리 잡고 있다. 공장과 자동차에서 뿜어져 나오는 공해 및 미세먼지가 공기를 공격하고, 무분별하게 남용되는 농약이나 제초제, 화학비료들이 토양과 물을 오염시키며, 장판이나 도배지, 페인트, 접착제 등 유해화학물질이 우리의 안식처를 위협하고 있다. 우리 밥상은 농약이나 제초제가 사용된 농산물과 항생제, 성장촉진제를 맞으며 비위생적 환경에서 생산되는 축산물들로 차려진다. 이러한 음식을 섭취하는 한 우리의 몸은 항상 독소로 가득 차 있을 수밖에 없다. 특히 먹이사슬의 상위에 있는 우리는 식물이나 동물이 안고 있는 독소까지 감수해야 한다. 지금 우리의 식생활은 채움보다 비움이 더 필요하다. 체중 조절을 위해 피해야 할 독소들은 다음과 같다.

첫째, 유해화학물질이다. 비닐과 플라스틱 제품에서 발생되는 환경호르몬을 비롯해 음식물에 포함되어 있는 각종 유해물질이 우리의 몸을 공격해 건강하게 생활하기에는 너무나 열악한 환경이 되어 버렸다. 질병과 비만을 일으키는 통조림 용기나 생활용품인 플라스틱에서 유출되는 환경호르몬으로는 비스페놀A, 다이옥신, 프탈레이트 등이 있다. 환경호르몬과 같은 화학물질이 체내에 침입하면 뇌에 정보를 전달하는 호르몬의 분비능력을 떨어뜨리거나 작동능력을 교란시킨다. 특히 이러한 유해화학물질은 지용성으로, 지방조직에 축적되어 우리 몸의 항상성을 방해한다.

둘째, 음식 중독이다. 체중 조절 시스템이 제대로 작동할 때는 포만감을 알리는 렙틴이 분비되어 식욕을 조절하게 된다. 그러나 음식 중독에 빠지면 식욕을 조절하기 어려워진다. 이런 상황이 반복되면 렙틴에 대한 저항성이 높아지게 되고 우리 몸의 세트포인트를 올리게 된다. 중독의 원인은 주로 달고 부드러우며 기름진 음식들이다. 특히 우리에게 익숙한 액상과당은 체내에 쉽게 흡수되고 설탕보다 더 혈당을 급격히 올려 체중 조절을 방해한다. 액상과당은 가공된 음료에 많이 들어 있다.

피자, 빵, 케이크, 과자, 국수, 라면도 중독음식이다. 정제 탄수화물인 흰 밀가루는 껍질을 깎아내어 통곡식보다 체내 흡수율이 좋아 혈당을 빠르게 높이지만 포만감이 천천히 느껴지기 때문에 다른 음식들에 비해 더 많이 섭취하게 된다. 또한 흰 밀가루 속 글루텐은 알레르기와 전신 염증반응을 일으킨다. 이러한 염증반응이 만성적으로 이어지면 비만을 유발하는 요인이 된다.

견과류나 식물성 기름에 들어 있는 불포화지방산(unsaturated fatty acid)은 세포막을 건강하게 만들고 대사가 원활해지도록 돕는다. 그러나 육류에 들어 있는 동물성 지방인 포화지방산(saturated fatty acid)은 세포막의 기능을 떨어뜨리고 대사를 늦추며 동맥경화를 일으킨다. 그런데 포화지방보다 더 건강을 위협하는 것이 트랜스지방이다. 튀김, 쿠키, 피자와 같은 가공식품에 들어 있는 트랜스지방은 체중 조절을 방해한다.

셋째, 스트레스다. 우리 몸은 스트레스를 받으면 스트레스 호르몬인 코르티솔이 분비되어 몸속 에너지가 고갈되지 않았음에도 식욕이 증가해 고염분, 고지방, 고탄수화물 음식을 찾게 된다. 탄수화물을 과다 섭취하면 혈당이 올라간다. 그 결과 인슐린이 높게 유지되면 렙틴 호르몬이 제대로 작동하지 않아 체지방의 세트포인트가 상승해 체중 조절을 방해한다. 또한 스트레스를 받으면 불면증에 시달리게 되고 수면시간이 줄어들면 렙틴의 수치가 떨어지게 된다. 뇌는 수면 부족을 에너지가 부족한 상태로 인식해 깨어 있는 동안 식욕을 자극해 음식 섭취를 늘리게 한다.

독소는 유해환경이나 유해음식 등 나쁜 물질뿐만 아니라 몸속에서 벌어지는 호르몬 불균형으로부터 발생되기도 한다. 독소가 몸에 쌓여 일정 수준을 넘게 되면 신진대사 기능을 떨어뜨리고 염증을 유발하며 점점 더 살찌는 체질로 바뀌게 된다.

그렇다면 체내 독소를 어떻게 해결해야 할까? 먼저 지방을 빼야 독소가 빠진다. 우리 몸의 해독기관에서 독소를 처리하지만 미처 처리되지 못하고 남은 독소는 지방조직에 축적된다. 그러면 인체의 호르몬과 면역 시스템을 방해해 염증과 질병을 유발하게 된다. 독소가 쌓여있는 지방을 분해하기 위해서는 엄청난 시간과 노력이 필요하다. 그래서 독소가 체내에 쌓이지 않도록 해야 한다. 그러기 위해서는 인체의 신진대사가 활발해야 한다.

체내 독소가 가득하면 영양소를 섭취해도 제대로 흡수를 하지 못하기 때문에 건강에 대한 좋은 효과를 기대할 수 없다. 디톡스 다이어트는 단순히 체중 감량만 의미하지 않는다. 디톡스 다이어트는 오염된 우리 몸의 해독과 정화를 통해 체내의 항상성과 자연치유력을 회복하는 것이다. 몸이 건강해지면 체지방은 자연스럽게 빠지게 된다.

해독은 이제 우리 생활의 일부가 되어야 한다. 체내의 독소를 배출시켜 효과적인 체중 감량 효과를 기대할 수 있는 디톡스 다이어트를 해야 한다. 디톡스 다이어트는 살이 잘 찌는 체질에서 살이 잘 빠지는 체질로, 즉 독소가 정체된 몸에서 해독작용이 잘되는 몸으로 변화시켜 주기 때문에 다이어트 효과가 오래 지속될 수 있다. 뿐만 아니라 인체에 쌓인 독소가 제거되면 질병을 예방하고 건강을 증진 시키는 효과도 기대할 수 있다. 디톡스 다이어트는 무기력증, 피로감, 여드름, 두드러기, 소화불량, 설사, 변비 등 내 몸을 불편하게 하는 사소한 증상도 사라지게 해 주는 건강한 다이어트다.

비만을 유발하는 사회적인 환경에 노출되면 감량된 체중을 유지하기가 쉽지 않다. 잘못된 식습관과 생활습관뿐만 아니라 유해한 생활환경이 우리를 살찌운다. 그렇다면 건강을 위해 무엇을 해야 할까? 살 대신 독소를 빼야 한다. 체지방이 분해되어야 독소가 빠진다. 디톡스 다이어트를 통해서 체내 독소가 잘 만들어지지 않도록 하는 시스템과 독소를 분해하는 능력을 동시에 키워야 한다. 그러면 인체에 독소가 들어와도 바로 분해되기 때문에 더 이상 살이 잘 찌지 않는 날씬한 몸매를 유지할 수 있다. 건강미인은 해독으로부터 시작된다는 것을 명심하라.

08

건강한 다이어트,
디톡스에 달려 있다

"수많은 질병은 독소로부터 온다."

현대의학의 아버지라 불리는 히포크라테스의 명언이다. 체내에 축적된 독소는 인체 기관들이 제 역할을 정상적으로 할 수 없게 만들어 염증과 질병을 일으킨다. 독소는 신진대사를 방해할 뿐만 아니라 열량 소모를 느리게 해 비만을 유발한다. 그래서 디톡스는 다이어트를 위해 필수로 해야 한다.

음식을 생산하고 가공식품을 제조하는 과정 중 생물학적, 물리적, 화학적 유해요소들이 늘어나고 있다. 우리가 먹는 음식, 우리가 마시는 공기, 우리 몸에 바르는 화장품에 이르기까지 다양한 독소가 인체에 유입된다. 이러한 독소들은 해독기관에서 처리하지만 나이가 들어 해독능력이 떨어지면 독소의 영향을 받지 않을 수 없게 된다. 현대인들은 과거에 비해 육체노동이 감소했음에도 불구하고 여전히 높은 칼로리를 섭취하고 있으며, 그로 인해 비만과 대사성 질환들의 발병률이 높아지고 있다.

시대가 변하면 먹는 것도 바뀌어야 하지만 탄수화물을 주식으로 먹었던 우리의 밥상에는 큰 변화가 없다. 오히려 노동량이 많았던 과거에 비해 체내 열량 영양소를 더 많이 섭취하게 되어 혈관이나 장기에 소비되지 않은 열량 영양소가 쌓이고 있다. 그러다 보니 몸이 부어서 살이 찌고, 잠을 많이 자도 피곤하며, 이유 없이 몸이 가렵고, 머리가 아프기도 하며 사소한 질병들이 찾아온다. 대소변을 원활하게 보고 땀을 많이 흘리며 활동량이 많아지면 인체에 유입되는 독소들의 배출이 원활해져 문제가 되지 않는다. 그런데 유입되는 독소의 양이 더 증가했음에도 불구하고 독소의 배출이 원활하지 못하게 되면 건강에 문제가 된다. 이런 경우 혈액순환이 떨어지고 대사장애가 찾아오며 체지방이 증가해 비만으로 이어진다.

해독(detoxification)이란 체내 축적된 독소를 빼내는 것을 의미한다. 제거하다(de)와 독소(toxin)의 합성어로 디톡스(detox)라고 말한다. 디톡스란 인체 내에 축적된 독소를 제거하는 것으로, 환경오염과 미세먼지, 스트레스, 가공식품에 과다하게 노출된 우리 몸 안의 노폐물과 독소를 배출시키는 해독장기의 기능을 되찾아 주는 것을 의미한다. 우리 몸은 체내 독소와 노폐물이 많으면 신진대사가 느려져 열량 소모가 늦어진다. 외부에서 디톡스의 도움으로 해독기능을 도와주고 명상이나 긍정적인 마인드 컨트롤을 통해 정신적인 해독으로 체내 독성 수준을 낮추는 것이 다이어트의 기본이다.

칼로리를 계산해서 몸 안으로 들어가는 음식의 양을 무조건 줄임으로써 날씬해질 수 있다는 사고방식보다는 먼저 몸 안의 독소를 제거하는 해독 시스템을 강화해야 한다. 필요 이상으로 칼로리를 섭취하면 여분의 열량이 남아서 몸에 쌓여 비만이 되지만, 음식의 과잉섭취뿐만 아니라 음식을 포함한 환경에서 오는 독소 때문이라는 것도 간과해서는 안 된다.

이제 디톡스는 선택이 아닌 필수다. 디톡스 다이어트는 체내 독소와 지방이 잘 빠지는 체질로 변화시켜 주기 때문에 다이어트 효과가 오래 지속될 수 있다. 뿐만 아니라 인체에 쌓인 독소가 제거되어 건강을 회복시킨다.

그렇다면 디톡스 다이어트는 어떤 사람에게 좋을까? 평소 스트레스와 피로로 식욕이 증가된 사람들, 식이요법과 운동을 규칙적으로 실천하기 어려운 사람들, 체중 감량 후 요요현상을 겪은 사람들, 피부 트러블이 있거나 불면증 또는 건강에 이상이 있는 사람들, 고혈압이거나 콜레스테롤 수치가 높은 사람들, 특히 수많은 다이어트 방법으로도 효과를 제대로 보지 못한 사람들에게 필요하다.

체중 감량을 해결할 수 있는 디톡스 다이어트 방법으로 샐러드를 먹거나 과일과 채소로 만든 해독주스를 마시기도 한다. 해독주스는 가정에서 직접 만들 수도 있으며 원료는 가급적 유기농산물을 선택하는 것이 좋다. 유기농산물 식품은 화학물질로 인한 유해성의 우려가 적어 안심하고 먹을 수 있다. 특히 유기농 원료는 비타민과 미네랄 등의 영양성분 함유량이 농약을 사용한 일반 농산물에 비해 높다. 또한 영양분 손실이 발생할 수밖에 없는 착즙이나 추출 방식의 주스보다는 과일과 채소의 줄기, 뿌리, 껍질을 버리지 않고 통째로 섭취하는 전체식을 통해 천연 영양소를 그대로 섭취하는 것이 좋다.

나는 디톡스 푸드로 하루 한 끼 생식을 섭취한다. 파우더형 생식의 1회(40g) 섭취 열량은 약 160kcal로, 한 끼를 생식으로 대체하면 굶지 않고도 다이어트를 할 수 있다. 생식은 30~50가지의 천연 식물성 원료를 동결 건조해 제조하기 때문에 영양소의 손실을 최소화해 자연 그대로 섭취할 수 있다. 생식은 저혈당지수 식품일 뿐만 아니라 섬유질이 풍부해 위장에 포만감을 주어 허기에 의한 식욕을 통제하는 데 도움이 된다.

나는 수많은 임상과 동물실험을 통해 생식의 기능성에 대해 연구했다. 생식의 원료 중 통곡식, 해조류, 버섯류, 과일과 채소에 함유된 섬유질과 파이토케미컬은 몸속 노폐물과 독소를 제거하는 데 뛰어난 효능을 나타낸다. 또한 생식은 소화 기능을 활성화해 지방세포에 독소가 축적되는 것을 막기 때문에 효과적인 체중 감량을 도와

준다. 생식의 도움을 받고 싶다면 나의 책《하루 한 끼 생식》을 읽어보라. 생식을 통해 몸속의 독소를 빼고 살도 빼는 방법들을 자세히 소개해 놓았다.

우리 몸은 매우 정직하다. 만일 해독능력이 약한 상태에서 독소가 들어온다면 해독기관이 그것을 감당하지 못해 지방조직에 저장된다. 그 결과 허기짐의 신호가 또다시 식욕중추에 신호를 보내서 단것이나 기름진 것을 빨리 많이 먹도록 식욕이 작동한다. 이런 상태가 지속되면 몸은 필사적으로 외부에서 음식을 통해 에너지를 보충하려 할 것이며 그 영양소를 재빨리 지방세포로 축적해 다시 독성을 붙잡아두는 악순환이 벌어진다.

비만은 생활습관으로 생기는 병이다. 잘못된 식습관으로 인해 독소가 축적되기 시작해 지방의 형태로 저장되는 것이다. 비만은 단순히 살만 찌는 것이 아니라 인체에 염증을 유발한다. 이러한 염증은 만성피로, 부종, 변비로 이어진다. 그리고 시간이 지나면 고혈압, 딩뇨, 아도피, 일레르기 비염으로 악화된다. 그 진에 몸 인의 노폐물과 독소를 배출시키는 해독장기의 기능을 되찾아주어야 한다. 진정한 다이어트는 몸 안의 독소를 제거하는 해독 시스템을 강화하는 것으로부터 시작된다. 건강한 다이어트는 디톡스에 달려 있다는 사실을 잊지 마라.

DETOX DIET

몸이 가벼워지는
하루 10분
디톡스 습관

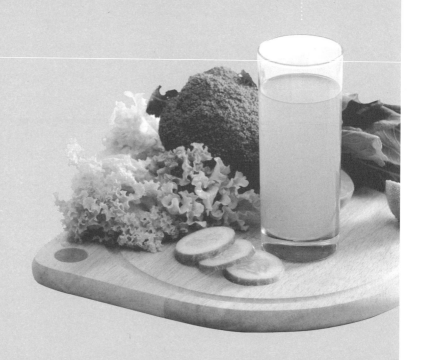

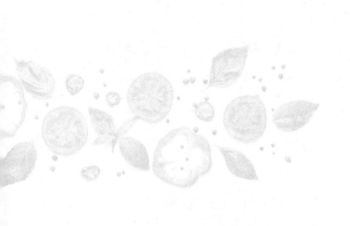

01

하루 10분
마음 디톡스로 시작하라

38세 김유리 씨는 항상 날씬하고 말라야 한다는 강박관념이 있다. 유리 씨는 언제나 44나 55사이즈의 옷을 입어야 하고 체중이 45kg을 넘으면 큰일 나는 줄 안다. 항상 다이어트 식단으로만 끼니를 챙기고, 식탁 위에는 각종 다이어트 보조제가 가득하다. 헬스장을 다니며 꾸준히 운동도 한다. 유리 씨는 다이어트를 위해 극단적으로 굶어 보기도 하고 유명 연예인의 식단에 도전해 보기도 하며 운동이나 댄스 등 해 보지 않은 다이어트가 없었다. 하지만 결국 처음으로 돌아간다. 항상 신경을 곤두세우고 안간힘을 쓰며 다이어트를 위해 노력하지만 매번 실패로 끝나버리니 상실감이 크다.

나와 상담한 다이어터 중 절반은 정상 체중이다. 그런데도 불구하고 다이어트를 하고, 연예인이나 모델 같은 몸매가 되고 싶다며 극성을 부린다. 그들을 보며 나는 다이어트에는 살을 빼려는 생각보다

인정받고 싶고 사랑받고 싶은 욕구가 감춰져 있다는 사실을 알게 되었다.

우리 몸은 대사과정에서 생성되는 노폐물이나 활성산소, 염증물질과 같은 물리적인 독소뿐만 아니라 분노나 스트레스 같은 화학적인 독소, 즉 마음의 독소도 함께 존재한다. 아름다운 몸매와 깨끗한 피부를 유지하기 위해서는 몸과 마음이 함께 상호작용해야 한다. 그래서 건강하고 아름다운 몸과 마음속 깊이 숨어 있는 자존감이 회복되어야 몸과 마음의 균형을 이룰 수 있다.

디지털 디톡스라는 용어가 나올 정도로 현대는 너무 많은 정보가 흘러넘친다. 인터넷과 스마트폰의 발달로 언제 어디에서나 무엇이든 가능하다. 심지어 SNS의 확장으로 시간과 장소의 구별 없이 사람들과 대중적인 소통을 하다 보니 자신만의 시간이 턱없이 부족하다. 혼자 있거나 여가시간이 생길 경우 자신의 삶을 점검해야 함에도 불구하고 많은 시간을 새로운 정보 검색이나 SNS 소통으로 보낸다. 몸 디톡스뿐만 아니라 마음 디톡스가 필요한 시대다. 몸과 마음의 괴로움과 부정적인 생각을 비우고 좋은 것으로 채워가야 한다.

롤로라이프(lololife: love love life)라는 말을 아는가? 자신의 몸과 마음을 잘 돌보면서 시간을 더 가치 있게 사용해 꿈을 이루어가는 라이프스타일을 말한다. 몸과 마음의 건강을 챙기고 소중한 시간을 가치 있게 활용하며 아름다운 인생을 살아가야 한다.

건강한 다이어트는 먼저 자신의 마음을 돌보는 것으로부터 시작되어야 한다. 마음의 허기를 근본적으로 해결해야 다이어트의 굴레에서 벗어날 수 있다.

《청소력》의 저자 마쓰다 미쓰히로는 사업의 성공이나 행복한 가정의 실현, 꿈의 성취와 같은 여러 고민거리들이 있을 때 먼저 방을 깨끗이 청소하면 인생 자체가 바뀔 것이라고 조언한다. 우리의 마음과 우리가 생활하는 방이 서로의 상태에 따라 일정한 자장을 발생시키고 그 자장이 동질의 에너지를 끌어들이기 때문이라는 것이다. 깨끗한 방은 행복한 자장이 형성되어 풍요롭고 행복한 마음을 안겨주고, 더러운 방은 부정적이고 불행한 기운을 불러들인다. 청소를 통해 공간의 변화를 만들고 그 변화가 다시 행복한 자장을 만들어내며 그 자장이 자신의 마음과 주변을 변화시켜 결국 인생을 바꾸는 강렬한 힘을 발휘한다는 것이다.

시간에 쫓겨 분주한 생활을 하다 보면 자신의 내면과 함께할 시간이 부족해지고 심박 수나 혈압이 증가하고 목이나 어깨가 무거워지고 이유 없이 초조해지거나 금방 화를 내게 된다. 즉 마음과 몸의 상태는 서로 영향을 주고받으며 에너지를 만들어 낸다.

나는 아침마다 기도와 명상으로 호흡을 가다듬고 내면에 집중하며 감사의 하루를 시작한다. 명상을 통해 과도한 긴장이 풀리면서 혈관이 이완되어 혈액순환이 원활해지고 감정이 안정되며 집중력이 높아진다. 심리적인 변화가 많거나 긴장을 많이 하는 사람일수록 마음 디톡스가 필요하다. 마음 디톡스는 조용하고 편안한 장소에서 심호흡을 하면서 편안하게 생각을 정리하면 된다. 분노를 조절할 수 있는 훈련이 되며 긍정적인 생각의 변화가 찾아오고 사랑과 감사의 마음으로 전환된다. 매일 명상을 하며 자신에게 집중하면 마음이 한결 편안해짐을 느낄 수 있다. 나는 마음 디톡스를 시작한 이후 절제된 생활습관을 만들어 가고 있다. 다이어트도 몸이 아닌 마음에서부터 시작되어야 한다. 하루 10분, 조용한 시간을 확보하고 오롯이 자신의 내면과 만나는 건강한 습관을 만들어 보자.

배고프지 않은데도 불구하고 음식을 섭취하는 이유는 상처받은 감정에 대한 보상을 받기 위해서다. 건강한 몸은 건강한 마음에서 출발한다. 몸과 마음이 조화를 이루지 못하면 성공적인 다이어트는 기대할 수 없다. 몸과 마음과 행동이 협력했을 때 원하는 결과를 이끌어낼 수 있다. 몸과 마음의 건강을 챙기며 소중한 시간을 가치 있게 활용해 사랑스러운 인생을 살아가야 한다. 몸과 마음에서 나쁜 것을 배출하고 좋은 것으로 채워가는 것이 중요하다.

적게 먹고 많이 움직이면 살은 빠진다. 하지만 이 원리를 알면서도 다이어트에 실패하는 것은 몸에만 집중하고 마음에는 집중하지 못했기 때문이다. 지금까지 다이어트를 하며 수없이 실패를 경험해왔다면 마음 디톡스를 시작해 보자. 건강한 마음으로 출발해야 건강한 다이어트를 할 수 있다. 하루 10분, 자신을 만나 보자.

02

하루 9잔의
물을 마셔라

35세 홍재영 씨는 헤어숍 원장이다. 재영 씨는 아침에 눈을 뜨면 제일 먼저 커피를 한 잔 마신다. 헤어숍에 출근 후 또 다시 커피를 마시며 하루 업무를 준비한다. 고객들이 찾아오면 수시로 차를 대접하기 때문에 하루 3잔 이상 커피를 마시는 것은 기본이다. 점심 식사 시간은 매번 불규칙하다. 그러다 보니 캔디와 초콜릿 그리고 탄산음료를 수시로 먹으며 허기를 채운다. 하루 종일 서서 일을 하다 보니 물을 마시는 것이 귀찮기도 하고 맛도 없다.

재영 씨처럼 아침에 커피를 마시고 오후에도 커피나 탄산음료 그리고 달콤한 음료수 등으로 갈증을 해소하는 경우가 많다. 이런 음료들을 마시는 것은 수분을 섭취한다고 말하기 어렵다. 음료에 들어 있는 당분이 혈관으로 흡수되면 당분을 희석하기 위해 세포 내 액이 빠져 나오게 된다. 그래서 더 심한 갈증을 느끼게 된다. 특히 카페인이 들어간 커피 같은 음료는 이뇨작용이 강하기 때문에 많은 양을 마신다 해도 오히려 체내에 남아 있는 수분이 더 많이 빠져나가게 된다. 체내에 수분이 부족하면 목마름의 신호를 배고픔으로 착각해 음식을 더 섭취하게 된다.

사람들은 보통 갈증을 느낀 후에야 물을 마신다. 그러나 갈증이 날 때는 이미 몸에 물이 부족한 상태다. 우리의 몸은 70% 이상이 수분으로 이루어져 있으며 단 2%가 부족해도 갈증을 느낀다. 우리는 한평생 물과 함께 생명력을 유지하며 살아간다. 밥은 7일을 굶어도 생명 유지가 되지만 물은 3일만 마시지 않아도 생명을 위협한다. 몸이 건조해지면 세포 대사 작용으로 생긴 노폐물들이 제대로 배출되지 못하고 쌓여서 독소가 되며 두통, 변비, 부종, 만성피로의 원인이 된다. 우리 몸은 물이 부족하면 반드시 전조신호를 보내 위기상태임을 알려 준다.

요즘은 건강에 좋은 식음료들이 시중에 많아 물을 중요하게 여기지 않는다. 또한 목이 마를 때 물 대신 음료로 해결하는 경우가 많은데, 이는 몸속 탈수증을 더 악화시키는 일이다. 수분이 부족하면 우리 몸에 들어온 나쁜 물질이나 노폐물의 배출이 원활하지 않아 면역이상반응을 불러일으킨다. 비만을 예방하기 위해서는 식음료보다 물을 더 자주 섭취해야 한다. 몸속의 수분은 세포와 세포 사이를 이동하며 세포의 대사 작용을 돕고 노폐물을 배출시킨다. 물을 기호음료를 착각하지 말자. 우리 몸의 가장 기본이 되는 음료는 물이다.

다이어터들에게 가장 많이 듣는 말이 있다. "물만 먹어도 살이 찐다." 그래서 다이어트 중 물도 안 마시는 사람들이 있다. 실제로 물만 먹어서 체중이 증가한다는 것은 불가능하다. 그러나 남들보다 적게 먹는데도 살이 찐다면 분명 그만한 이유가 있다. 물만 먹어도 얼굴이 붓거나 체중이 일시적으로 정체되는 경험을 할 수 있다. 이 현상은 살이 찌는 것이 아니라 갑상선과 신장 기능이 약한 사람 또한 질병으로 인해 신진대사기능이 저하된 경우 일시적으로 체내에 수분이 증가되는 것으로 보아야 한다.

살이 찌는 것이 두려워 오히려 물을 잘 마시지 않는다면 비만으로 이어질 가능성이 높다. 갈증을 느끼는데 물을 마시지 않으면 우리의 뇌는 이를 배고픔으로 착각해 음식을 먹으라고 지시한다. 이때 물 대신 밥을 먹거나 음료수를 마시면 입 안에 자극적인 음식의 맛이 남아 또 다른 음식을 더 섭취하라는 명령이 떨어진다. 그런데 물은 다르다. 물을 마시면 오히려 입 인이 깔끔해져 다른 무언기를 더 먹고 싶다는 생각이 사라진다.

《Journal of Obesity》에 밥 먹기 20분 전에 물 두 잔을 마시면 살이 더 잘 빠진다는 연구 결과가 발표되었다. 미국 버지니아테크의 인체영양학 연구팀은 55세에서 75세까지의 참가자들을 대상으로 12주 동안 하루 세 끼 저칼로리 식단을 제공하며 다이어트를 진행했다. 참가자들을 두 그룹으로 나눈 뒤 한 그룹에게는 식사 20분 전물 두 잔을 마시게 했다. 실험 결과 밥 먹기 전 물 두 잔을 규칙적으로 마신 그룹은 평균 7kg을 감량했지만 그렇지 않은 그룹은 평균 5kg을 감량하는 데 그쳤다. 연구결과 밥 먹기 전 물을 마신 그룹은 그렇지 않은 그룹보다 매 끼니 40kcal를 더 적게 섭취한 것으로 나타났다. 또한 1년 뒤 물을 마신 그룹은 평균 0.6kg이 다시 쪘지만, 그렇지 않은 그룹은 1kg이 쪄 유지 기간에도 차이를 보였다. 연구팀은 이 결과를 토대로 물은 다이어트의 필수 요소라고 말했다.

물을 마셔도 살이 찌지 않는 또 다른 이유가 있다. 물은 우리 몸의 신진대사를 활발하게 해 몸 안의 불필요한 노폐물을 배출시킨다. 뿐만 아니라 열량이 없으면서도 물 자체를 흡수하고 배설하는 데 열량이 더 소모되므로 살이 빠지는 데 도움이 된다.

그렇다면 하루에 얼마나 물을 마셔야 할까? 미국 식품영양위원회는 사람이 하루에 소모하는 칼로리가 2,000~2,500kcal이므로 하루에 물을 2리터는 마셔야 한다고 발표했다. 세계보건기구에서도 하루에 물을 1.5~2리터 마실 것을 권장하고 있다. 사람은 땀이나 호흡, 대소변을 통해 일상생활 중에서 끊임없이 수분을 방출한다. 그러므로 탈수를 방지하고 생명을 유지하기 위해서는 반드시 물을 마셔야 한다. 하루에 수분이 배출되는 양을 고려한다면 최소 9잔 이상의 물을 마셔야 한다. 수분이 균형을 이루고 있어야 생명을 유지할 수 있기 때문이다.

하루 중 언제 마시는 것이 좋을까? 짧은 시간에 다량의 물을 마시면 호흡과 같은 기초대사에 이상이 생길 수 있다. 가장 좋은 방법은 조금씩 자주 마시는 것이다. 신진대사를 높이기 위해 식사 전후 30분을 제외한 시간에 섭취하는 것이 좋다. 특히 아침에 일어나자마자 물을 마시면 물이 신장에 바로 흡수되어 많은 양의 에너지를 소모한다. 또 운동 시작 20분 전에 충분히 수분을 섭취하고 운동을 하는 도중에도 조금씩 지속적으로 나누어 마시는 것이 좋다. 평소 물을 잘 마시지 않던 사람이라면 갑자기 양을 늘리기보다 처음에는 1.5리터 정도로 시작해 2주 후에는 2리터로 점점 양을 늘려가는 것이 좋다. 물은 약간 시원한 정도로 마시는 것이 좋으며 무더운 여름에는 양을 좀 더 늘려야 한다. 다만 커피와 차, 탄산음료는 수분으로 간주되지 않기 때문에 한 잔을 마시면 추가로 생수 두 잔을 마셔주는 것이 좋다.

음식섭취량이 줄면 하루 종일 음식 생각이 나고 식사 후 금방 허기가 지며 가짜 배고픔 신호가 찾아온다. 이 경우 물을 조금씩 마시면 다음 식사까지 배고픔을 어느 정도 극복할 수 있다.

내가 물을 자주 마시는 이유는 수분은 지방을 분해하고 독소와 노폐물을 배출시키는 작용에 윤활유 역할을 해 주기 때문이다. 물을 자주 마시면 다이어트 중 피로를 줄이고 몸이 가벼워지는 것을 체험할 수 있다.

하지만 물을 꾸준히 마시기란 그리 쉽지 않다. 그래서 나는 스마트폰에 한 시간 간격으로 알람을 설정했다. 그리고 알람이 울릴 때마다 물을 마셨다. 이렇게 꾸준히 하자 어느새 물을 마시는 것이 습관이 되어 하루 9잔의 물을 마시고 있다. 혼자 실천하기 어렵다면 이 방법을 추천한다.

03

로푸드로
몸속을 클리닝하라

우리는 생식을 먹는 동물들과 달리 불을 이용한 화식(火食)을 섭취한다. 불을 이용하면 조직이 부드러워지고 맛과 풍미도 좋아진다. 질긴 풀을 뜯는 초식동물들은 활동하는 대부분의 시간을 먹이를 씹는 것에 소모하는 데 비해 우리는 음식을 씹는 수고가 덜하다. 식생활 문화가 화식으로 바뀌면서 음식은 더 부드러워지고 소화시키기 편해져 결장이나 맹장과 같은 소화기관들은 에너지를 최소로 소모한다. 또한 과식과 불규칙한 식사는 영양소 흡수에 방해가 되고 필수영양소가 부족한 식사로 이어진다.

우리가 동물과 구별되는 또 다른 점은 바로 독소에 대한 대응력이다. 사람은 자연의 법칙에 순응하며 살아가는 동물들에 비해 음식의 맛과 양을 추구하다 보니 독소에 대한 대응력이 떨어져 서서히 체내에 독소들이 쌓이게 된다. 독소는 외부에서도 유입될 뿐만 아니라 활성산소나 스트레스처럼 몸속에서도 만들어진다. 이러한 유해 독소들은 서서히 인체에 손상을 일으켜 비만과 만성 퇴행성 질환을 일으키게 된다. 이제는 '무엇을 더 채울까'보다는 '어떻게 비울까'에 초점을 맞춰야 한다.

27세 차선주 씨는 알레르기 피부염을 치료하기 위해 중학교 때부터 꾸준히 알레르기 약을 복용해 왔지만 별다른 회복을 보이지 않았다. 게다가 부작용으로 온몸에 부종이 심해지고 살이 찌기 시작했다. 살이 찌니 무릎 관절까지 뻐근하며 통증이 찾아왔다. 이에 선주 씨가 가장 먼저 바꾼 것은 식단이었다. 채소와 과일을 중심으로 로푸드(raw food) 식단 관리를 시작했다. 그 후 6개월 만에 10년 넘게 복용해 온 알레르기 약을 끊을 수 있었다. 약으로 고치지 못한 질병을 음식으로 고친 것이다. 더불어 체중 감량 효과까지 보았다.

로푸드란 자연에 가까운 상태 그대로 즐기는 생채식 요리다. 생과일을 즐기는 것은 물론이며 각종 채소와 과일을 주스로 만들어 마시기도 한다. 과일과 더불어 견과류도 대표적인 로푸드다.

로푸드는 식품의 가열과 가공 과정을 거치지 않아 자연의 맛과 색 그리고 식감을 유지한다. 또한 음식이 가지고 있는 부피에 비해 칼로리가 현저히 낮다. 비타민, 미네랄, 섬유질이 풍부한 식단이다 보니 피부 개선이나 배변 활동에도 도움을 받을 수 있다.

미국 최대 유기농식품 마켓인 홀 푸드 마켓을 비롯해 유명 건강

식품 마켓들은 로푸드 전용코너를 따로 둘 정도로 로푸드 시장이 확산되고 있다. 생채식주의자들의 블로그나 SNS에도 다양한 로푸드 레시피가 올라오고 있다.

로푸드가 디톡스 다이어트에 좋은 이유는 다음과 같다.

첫째, 당지수가 낮다. 곡물이나 채소의 경우 표면이 거칠고 조직이 치밀해 오래 씹어야 하며 위장 또한 활발히 작용해야 한다. 로푸드는 익힌 음식에 비해 당지수가 낮기 때문에 소화 흡수율이 느리다. 흡수율을 높이기 위해서는 음식을 오래 씹어야 한다. 오래 씹으면 소화과정 중 위장기능은 물론이며 치아와 뇌 건강에도 좋으므로 건강한 식습관을 가질 수 있다. 삼시 세 끼 모든 식단을 로푸드로 바꿀 필요는 없지만 아침 식사 대신 생식을 섭취하거나 해독주스를 통해 로푸드를 섭취해도 좋다. 몸이 빠르게 변하는 것을 느끼고 싶거나 디톡스 다이어트를 한다면 로푸드의 비중을 더 높여야 한다. 로푸드 식사는 식욕이 항진되거나 배가 부른데도 계속 음식이 먹고 싶은 식욕을 나스릴 수 있다.

둘째, 효소가 살아 있어 신진대사를 원활하게 해 준다. 살이 찌는 사람들의 식습관을 보면 인스턴트와 고탄수화물, 고지방식품을 주로 섭취한다. 이런 음식들은 칼로리가 매우 높지만 각종 효소는 절대적으로 부족하다. 높은 온도에서 가열하는 화식 요리와는 달리 로푸드는 열을 사용하지 않아 효소의 파괴가 거의 없다. 효소는 35~45℃에서 가장 활성화된다. 46℃ 이상이 되면 파괴되기 때문에 화식을 먹으면 효소가 부족한 식사를 하게 되는 것이다.

효소는 인체 대사활동의 촉매제 역할을 한다. 효소는 세포 속의 단백질 결합체로 소화, 흡수, 배출, 해독, 살균작용 등 모든 신진대사를 유지하기 위해 없어서는 안 되는 물질이다. 효소가 풍부한 신선한 과일과 채소, 그리고 싹을 틔운 곡식과 씨앗을 먹으면 소화효소의 낭비를 막고 몸의 균형을 맞추며 신진대사의 효율을 높여 살이 빠지기 쉬운 체질로 변화한다.

효소는 모든 생명체에 존재하는 구성 물질이다. 우리 몸은 크게 소화효소와 대사효소 두 가지 효소로 작용한다. 식품효소를 섭취함으로써 소화효소로 아끼고 체내의 효소들을 대사효소로 사용할 수 있게 된다. 대사효소가 충분하면 내장기관이 활발히 움직이고 신경 호르몬의 균형이 맞는다. 또한 세포에 작용해 체내에 쌓여 있던 체지방을 연소시켜 다이어트에도 큰 도움이 된다. 효소는 신진대사를 활발하게 해 몸속의 독소와 노폐물을 배출시켜 피부미용에도 좋다. 그리고 식품의 영양소 흡수율도 크게 높일 수 있다. 특히 효소가 살아 있는 로푸드는 장내 세균을 활성화시켜 정장작용에도 도움이 된다.

셋째, 거친 음식이다. 거친 음식의 주성분은 섬유질인데 이것은 노폐물을 배출시켜 주는 인체의 청소부 역할을 한다. 다이어트는 먹는 것만큼이나 몸에서 배출하는 것이 중요하다. 특히 장은 온몸에 영양분을 보내고 불필요한 것을 배출하는 역할을 하지만 이곳에 노폐물이 쌓이면 불필요한 지방을 흡수해 내장지방이 늘어나는 원인이 된다.

채소와 과일, 통곡식에 들어 있는 풍부한 섬유질을 다량 섭취하게 되면 장내 유산균과 변의 부피를 늘려 변비 증상이 개선되어 노폐물을 배출함으로써 뛰어난 디톡스 효과를 기대할 수 있다. 또한 섬유질이 풍부한 음식은 포만감을 느끼게 해 과식을 막기 때문에 다이어트에 효과적이다. 게다가 장내 비만세균인 피르미쿠트의 활동을 억제해 비만을 예방할 수 있다.

다이어트에 효과적인 로푸드 식단은 어떻게 구성하면 좋을까? 아침에는 가볍게 생식이나 생과일주스, 채소로 에너지를 빠르게 공급하고, 점심에는 단백질과 탄수화물이 풍부한 로푸드 메인 요리를 먹거나 채소 반찬을 곁들인 현미밥을 먹는 것이 좋다. 또 섬유질이 풍부한 생채소를 먼저 먹고 단수화물이 많은 음식 순으로 먹는 것이 효과적이다. 즉 먹는 순서만 바꿔도 살이 빠질 수 있다. 또 로푸드와 익힌 일반 음식이 있을 경우엔 로푸드를 먼저 먹어야 좋다. 로푸드 속 살아있는 효소가 익힌 음식의 소화에 영향을 미치기 때문이다. 따라서 포만감을 느낄 정도로 로푸드를 충분히 먹은 후 익힌 음식을 먹어야 한다.

내 몸속의 독소를 지혜롭게 해결하는 방법은 외부에서 독을 덜 들어오게 하는 유기농 자연식을 먹거나 덜 오염된 환경에서 사는 것이다. 내부적으로는 몸속 조직이나 기관의 기능을 향상시켜 해독능력을 높여야 한다. 그러기 위해서는 기본적으로 밥상이 건강해야 한다. 입이 좋아하는 음식이 아니라 몸과 세포가 좋아하는 음식으로 밥상을 차려야 한다. 로푸드를 충분히 즐기는 것만으로도 우리 몸의 독소를 해독하는 건강한 다이어트를 실천할 수 있다. 생명력이 살아 있는 로푸드로 건강한 다이어트에 도전해 보자.

04

먹는 속도를 늦추면 살이 빠진다

최근 점심시간이면 편의점을 가득 메운 청년들을 자주 목격할 수 있다. 컵라면과 삼각김밥으로 점심을 때우는 학생들, 그리고 편의점 도시락으로 끼니를 해결하는 직장인들이 많다. 이렇게 패스트푸드(fast food)로 한 끼 식사를 해결하는 것은 이제 아주 익숙한 식생활 문화가 되어 버렸다. 패스트푸드란 말 그대로 빨리 간편하게 먹는 음식을 의미한다.

직장인 김상철 씨는 아침에 아내가 챙겨 주는 우유를 한 잔 마시고 출근한다. 점심시간에는 중국음식이나 설렁탕 같은 국물요리를 주로 먹는다. 바쁜 일과를 마치고 나면 직원들과 함께 스트레스를 풀기 위해 자연스럽게 치킨과 맥주를 찾는다. 상철 씨는 이러한 식습관을 반복하다 결국 복부비만과 고지혈증이 찾아와 약물치료를 하고 있다.

이는 중년 남성들에게서 흔히 볼 수 있는 모습이다. 업무에 집중하다 보면 식사를 챙길 시간이 부족해 대충 때우게 되고, 퇴근하고 나서야 기름진 음식을 먹으며 스트레스를 푼다. 이렇게 반복되는 결식과 폭식은 체지방 축적의 원인이 된다. 일상생활의 사소한 식습관들이 우리를 살찌우고 병들게 한다. 결코 먹는 것을 소홀히 여기지 마라.

우리나라 비만율은 날로 심각해지고 있다. 2016년 보건복지부 질병관리본부에 의하면 현재 우리나라 성인 남성 10명 중 4명이 비만이다. 사회활동이 활발한 30대와 40대 남성의 비만 유병률은 각각 43.6%와 46.6%로 절반 가까이에 이르고 있는 심각한 수준이다.

업무에 집중하다 보면 또는 스트레스를 받게 되면 우리 몸은 당분을 요구한다. 그러다 보니 물보다는 탄산음료, 과일주스, 믹스커피처럼 당 함량이 높은 음료를 자주 마시게 된다. 당 함량이 높은 밥이나 빵, 면 같은 식품은 쉽게 포만감이 사라진다. 라면국물은 흰밥을 부르고 떡볶이는 볶음밥을 부른다. 이렇게 당분을 과잉 섭취하게 되면 미처 소화되지 않고 체내에 남은 당분은 체지방으로 쉽게 전환된다.

비만의 증가속도는 흡연과 음주보다 더 빠르다. 비만은 최근 눈에 띄게 늘고 있는 대장암, 유방암 등을 비롯한 각종 암과 우리나라 주요 사망 원인인 심뇌혈관질환의 발병 요인이다. 그래서 비만을 예방하고 관리하는 것은 선택이 아니라 필수다.

　일본 히로시마대학 연구진은 음식의 섭취속도와 대사성 질환의 연관성에 대해 조사했다. 평균연령 51세의 남자 642명과 여자 441명, 총 1,083명을 대상으로 조사가 실시되었다. 참가자들은 2008~2013년 자신의 건강에 대한 다양한 검사 및 설문조사를 받았다. 특히 설문조사에서는 식사 속도와 관련해 '천천히', '보통', '빠르게' 등 3단계 중 하나를 스스로 판단하고 응답하게 했다. 그 결과 천천히 먹는 사람은 전체의 6%, 보통 속도로 먹는 사람은 62%, 빨리 먹는 사람은 32%를 차지했다. 여성보다는 남성에게서 '빨리 먹는다'는 답변이 더 많았다. 또 빨리 먹는다고 답변한 사람 가운데 12%에서 비만과 당뇨, 고혈압, 고지혈증 등의 질환이 한꺼번에 나타나는 대사증후군이 발생한 것으로 조사되었다. 반면 천천히 먹는 사람에게서는 2%, 보통 속도로 먹는 사람에게서는 6%에 불과했다.
　2017년 미국심장학회에서는 대사증후군이 심장질환과 밀접한 연관이 있다고 발표했다. 특히 식사를 허겁지겁 하는 사람들이 대사증후군에 걸릴 확률이 높아진다. 서구화된 식습관이 가져다준 부작용 가운데 하나가 대사증후군이다. 대사증후군이란 당뇨병, 고지혈증, 고혈압 등 혈관성 질환을 말한다. 음식을 너무 빨리 먹으면 배가 부르다는 느낌을 받지 못해 정량보다 훨씬 더 많은 양을 먹게 된다. 그 결과 혈당수치에 급격한 변화가 찾아와 인슐린 저항성을 높이게 된다. 그래서 먹는 속도가 빨라지면 비만과 대사증후군의 발병률이 높아진다.

　같은 양의 음식을 먹어도 살이 찌지 않는 사람들이 있다. 아무리 먹어도 살이 찌지 않는 사람들의 식사패턴을 알아보자.

　첫째, 날씬한 사람들은 음식을 천천히 오래 꼭꼭 씹어 먹는다. 음식이 소화과정을 거쳐 포도당이 뇌에 도달해 포만감을 느끼는 시간은 약 20분이다. 최소한 20분간의 여유 있는 시간을 확보하고 천천히 먹는 습관을 가져야 한다. 음식을 빨리 먹게 되면 뇌는 충분히 먹었다는 신호를 제대로 전달받지 못해 과식하게 되고 과체중이 될 확률이 매우 높아진다.

　살이 찌지 않는 사람들은 음식을 천천히 먹거나 적은 양으로도 맛을 음미할 줄 안다. 그리고 허기가 질 때 식사를 하기보다는 정해진 시간에 규칙적으로 식사를 한다. 천천히 식사하게 되면 과식을 막아줄 뿐 아니라 영양소의 소화 흡수를 도와주며 위장에 부담이 줄어든다.

　둘째, 음식을 골고루 먹는다. 다이어트를 하게 되면 특정 음식으로 제한식을 하며 다른 것은 먹지 않고 그 음식만 집중해서 먹는 사람들을 볼 수 있다. 원 푸드 다이어트나 편식은 필수영양소의 결핍을 가져와 건강을 해치게 된다. 아무리 좋은 식품이라고 해도 제한된 음식으로는 다양한 영양소를 골고루 섭취하기 힘들기 때문에 식탐으로 이어져 과식을 초래한다.

셋째, 음식을 가려서 먹는다. 맛있는 것을 먹기보다 필요한 것을 먹는다는 말이다. 건강에 좋다고 하는 음식을 찾아 먹는 것보다 더 중요한 것은 건강에 해로운 음식을 피하는 것이다. 패스트푸드 같은 식품들은 영양소는 부족하고 칼로리가 높으며 식품첨가물과 환경 호르몬 등으로 인한 독소가 많다. 비만과 질병을 촉진하는 과식, 과음, 정제된 곡류, 고지방식, 패스트푸드 위주의 식사를 피하고 항산화 성분이 많이 포함된 식품을 자주 먹어라. 이러한 항산화 영양소에는 비타민A, 비타민C, 비타민D, 비타민E, 셀레늄, 베타카로틴 및 바이오플라보노이드 등 다양한 물질이 포함된다. 천연 항산화제가 많이 함유된 여러 가지 과일과 녹황색 채소를 매일 섭취해야 한다.

식사를 방해하는 산만한 환경을 만들지 마라. 음식의 맛을 음미하며 먹는 시간을 충분히 확보하면 살을 빼는 데도 도움이 된다. 음식을 먹는 동안 풍미와 맛을 제대로 느껴보자. 천천히 음미하며 집중해서 먹으면 훨씬 맛있게 느껴질 것이다. 절대로 음식을 허겁지겁 먹지 말고 편안한 마음으로 섭취하라. 먹는 속도가 빨라지면 살이 찐다. 먹는 일은 즐거운 일이다. 패스트푸드보다 슬로푸드로 먹는 즐거움을 충분히 느껴보자.

05

하루 10분만이라도
운동하라

32세 직장인 최은정 씨는 매일 12시간 넘게 일을 한다. 회사 일정이 바빠 끼니도 제대로 챙겨 먹기 힘들다. 그러다 보니 퇴근하면 피곤한 몸을 이끌고 기름진 인스턴트식품으로 허기를 채운다. 주말에도 밀린 잠을 자거나 잔무를 처리해야 한다. 은정 씨는 남들처럼 헬스장이나 수영장에 가는 것을 상상도 할 수 없는 일이라고 했다.

은정 씨처럼 운동을 해야 한다는 건 알지만 여러 가지 이유로 운동을 제대로 하지 못하는 사람들이 많다. 잠잘 시간 없이 빠듯하게 일하는 직장인들은 아침부터 저녁까지 혹은 밤늦게까지 일을 하느라 몸이 녹초가 될 수밖에 없다. 업무만으로도 피곤하니 운동을 할 시간이 없다는 것이 당연하게 여겨진다.

사람들은 운동을 하려면 시간도 있어야 하고 체력도 어느 정도 있어야 한다고 생각한다. 한 시간 운동을 하기 위해 헬스장이나 수영장에 가려면 이동하는 시간과 샤워하는 시간까지 합쳐 하루에 2시간 이상을 투자해야 한다. 시간을 계산하면 턱없이 일정이 부족할 수밖에 없다. 체력이 약해 운동을 못한다는 사람들은 야근에 허덕이며 지쳐 있는 자신에게 운동은 가혹행위라고 생각한다. 그러다 피로와 과로의 악순환으로 결국 병원신세를 지게 된다. 체력이 없어서 운동을 못한다고 하지만 운동을 해야 체력이 생긴다.

심지어 우리는 춥거나 더워서 또는 미세먼지주의보 발령이 나거나 비라도 오면 이런저런 핑계로 운동을 피한다. 다이어트에 운동은 필수라고 하지만 시간과 체력 그리고 환경이 따라 주지 못하면 운동을 시작하지 못할 때가 많다. 모든 것이 갖춰져야 운동을 할 수 있다고 생각한다면 절대 운동을 시작할 수 없다.

31세 강명훈 씨는 지난해 건강검진에서 고혈압 진단을 받았다. 의사에게 혈중 콜레스테롤이 너무 높다는 말을 들었다. 혼자 자취하는 명훈 씨는 숨쉬기 운동 외에는 따로 운동을 하는 것이 없다. 건강 악화의 주요 원인은 잦은 술자리였다. 그리고 매주 3회 이상 퇴근길에 무거운 몸을 이끌고 집 앞 매장에서 사온 치킨과 맥주로 과로에 지친 몸과 마음의 피로를 해소했다. 신체활동은 부족한 상태에서 기름진 음식과 술을 섭취했으니 고혈압에 걸릴 수밖에 없는 상황이었다.

2016년 건강영양조사 결과 19세 이상 성인 남성의 비만율이 처음으로 40%를 넘었으며 남성 3명 중 1명, 여자 4명 중 1명이 고혈압을 앓고 있는 것으로 조사되어 고혈압 유병률이 최근 10년 만에 최고치를 기록했다. 그러나 유산소와 근력운동을 모두 실천하는 사람은 6명 중 1명에 그쳤다. 지속적인 운동을 거의 하지 않는다는 의미다. 문제는 비만이 늘면서 만성질환도 증가하고 있는 것이다. 식습관이 서구화되고 몸을 잘 안 움직이게 되면서 만성질환이 늘어날 수밖에 없다. 만성질환은 비만으로부터 시작되며 비만은 잘못된 생활습관으로부터 찾아온다.

운동을 할 때 가장 많이 받는 스트레스 중 하나가 운동의 효과가 바로 나타나지 않는다는 것이다. 그러다 보니 많은 사람들이 운동을 시작해서 2주나 한 달이 되어도 몸에 변화가 없으면 포기하는 경우가 허다하다. 밥 한 공기의 칼로리인 300kcal를 소모하려면 러닝머신으로 약 1시간 이상을 걸어야 한다. 체중 감량을 목적으로 한다면 생리학적으로는 1주일에 500g에서 1kg 정도 빼는 것이 이상적이다. 한꺼번에 2~3kg을 빼면 이후에 요요현상이 찾아와 운동을 오래 지속할 수 없다.

헬스 또는 수영을 해도 빠른 시간 안에 눈에 띄게 운동 효과를 보기 어렵다. 오히려 자신의 신체 수준을 모르고 운동을 무리하게 했다가 고통스러워 포기하게 된다. 무리한 운동을 할 경우 근육의 통증을 유발하며 하루 종일 누워 있고 싶어진다. 특히 운동을 안 하던 사람이 갑자기 무리하게 힘이 드는 운동을 시작하면 오히려 식욕이 상승해 식사 조절에 실패하고 체중이 증가하는 경우가 많다. '움직이는 것이 운동이다'라는 가벼운 마음으로 운동을 시작해 보자.

흔히 운동보다 굶는 것이 살이 더 잘 빠진다고 말한다. 운동은 귀찮고 힘들고 성과도 바로 눈에 띄게 나타나지 않는다. 그래서 그저 굶기만을 선택하는 사람들이 많다. 그러나 건강은 운동을 하지 않으면 얻을 수 없다. 원하는 만큼 감량되었더라도 그 체중을 유지하기 위해서는 반드시 운동을 병행해야 한다.

가만히 앉아 있어도 살이 쉽게 빠지는 사람이 있는 반면, 물만 먹어도 살이 찌는 사람이 있다. 이는 모두 기초대사량 때문이다. 보통 휴식 상태 또는 움직이지 않고 가만히 있을 때 기초대사량만큼의 에너지가 소모된다. 기초대사량은 운동 없이 식이조절만으로는 높아지지 않는다. 반드시 하루 10분이라도 운동을 해야 한다. 운동을 꾸준히 해서 다이어트 효과를 얻으려면 매일 습관이 되어야 한다. 그래서 하루 최소 10분 이상 운동시간을 만들어야 한다. 천천히 체중을 줄여가는 것을 목표로 세워 보자. 운동을 통해 우리 몸에 생리적인 변화가 있으려면 최소 4주는 되어야 한다. 가끔씩 운동을 하면 기분전환이 되고 컨디션이 좋아지긴 하지만 완전히 자기 것으로 만들려면 꾸준히 해야 한다.

우리는 수많은 독소들을 몸속으로 받아들이고 체내에 중금속과 각종 오염물질을 담고 살아간다. 다양한 디톡스 요법들이 있지만 가장 효과적인 디톡스는 걷기다. 누구나 부담 없이 쉽게 할 수 있는 걷기는 몸의 혈액순환을 도와주어 독소를 제거하는 가장 기본적인 방법이다.

나는 매일 1만 보 이상 걷는다. 날씬한 몸매와 건강을 유지하는 데 걷기만큼 좋은 운동이 없다. 걷기는 먹은 음식을 소화시킬 뿐만 아니라 복잡하고 무거운 생각들도 소화시켜 준다. 나에게 걷기는 창조의 뇌가 열리는 뇌디톡스 시간이다. 운동을 하면 스트레스 호르몬이 줄어들고 행복 호르몬인 세로토닌과 쾌감 호르몬인 도파민의 수치가 상승한다. 걷기는 달리기보다 지방을 더 잘 연소시킨다. 오랜 시간 걷기는 운동의 강도가 낮아 비만의 원인이 되는 체지방을 분해하는 데 훨씬 더 효과적인 운동방법이다.

너무 거창한 계획을 가지고 운동을 시작하려고 하면 오히려 어렵다. 또한 좋아하지 않는 운동을 억지로 할 필요는 없다. 자신이 즐기는 운동을 찾아라. 그러기 어렵다면 일상에서 최대한 많이 움직여라. 운동이란 마음먹기에 달려 있다. 나는 운동화 하나만 있으면 어디든지 걷고 달린다.

지친 몸을 이끌고 꼭 헬스장에 가서 운동을 해야 살이 빠지는 것은 아니다. 과로한 상태에서의 운동은 오히려 젖산이라는 피로물질을 생성한다. 운동을 노동처럼 하지 마라. 하루 10분이라도 음악을 틀어 놓고 자신에게 맞는 운동을 하거나 일상의 움직임이 운동이 되도록 하라. 지속적으로 해야 운동습관은 자연스럽게 만들어진다.

06

스트레칭 10분이
나잇살을 없앤다

42세 주부 오은경 씨는 중년에 접어들면서 더 이상 감추어지지 않는 나잇살 때문에 부쩍 고민이 늘었다. 여름이 되면서 얇고 짧은 반팔을 입어야 하는데 다른 부위에 비해 유독 팔뚝, 등과 배에 집중적으로 찐 살들 때문에 걱정이다. 상체비만이 심한 은경 씨는 뱃살을 가릴 수 있는 펑퍼짐한 옷을 입을 수밖에 없는 것에 대한 콤플렉스가 매우 심했다. 은경 씨는 상체비만 탈출을 위해 본격적인 다이어트에 돌입하기로 했다. 윗몸 일으키기는 물론 헬스, 에어로빅, 스피닝도 병행했지만 기대만큼 체중 감량 효과가 나타나지 않았다.

은경 씨처럼 상체비만으로 고민인 여성들이 많다. 특히 중년 이후가 되면 신진대사기능이 떨어지면서 살이 찌기 시작한다. 열심히 다이어트를 시도해 보지만 마음처럼 쉽게 살이 빠지지 않는다. 일반적으로 상체비만인 사람들은 날씬한 하체에 비해 등과 팔뚝과 옆구리, 배에 살이 찐다. 심지어 상체 체중으로 인해 하체에 부담을 주게 되어 관절염으로 진행되는 경우가 매우 많다. 더불어 무릎 주위의 근육량이 줄어들기 때문에 같은 자세를 취하더라도 더 큰 압력이 가해져 무릎이나 고관절, 발목 등에 근골격계 염증을 유발하게 된다.

25세 고미수 씨는 은행에서 근무를 한다. 한번 자리에 앉으면 식사 시간 외에는 자리를 비울 수가 없다. 오랜 시간 앉아서 일하기 때문에 골반, 엉덩이, 고관절에 통증이 찾아왔다. 하체 혈액순환과 림프 흐름이 정체되어 다리가 저리고 점점 부종이 진행되더니 결국 하체비만으로 체형이 바뀌게 되었다.

잘못된 자세로 오랫동안 앉아 있으면 골반이 틀어져 하체 순환에 지장이 생기고 다리 근육이 잘 뭉치면서 피로감도 심해지고 다리가 잘 붓기 때문에 노폐물과 지방의 축적이 쉽다. 하체비만은 하체의 순환이 원활하지 못해 지방이 과다하게 축적되면서 엉덩이 근육이 약화되고 다리가 붓는다. 틀어진 골반이나 휜 다리로 인해 체중 감량을 해도 원하는 몸매를 얻기 어렵다. 심지어 엉덩이, 허벅지, 종아리, 발목 부분의 살이 축 처져 보일 수도 있다. 잘못된 자세로 앉거나 다리를 꼬는 자세를 장시간 유지하는 것은 체형의 균형을 무너뜨려 좋지 않다.

28세 정효주 씨는 임신으로 인해 체중이 무려 20kg 증가했다.

출산을 하고 나면 다 빠질 줄 알았지만 출산한 지 5개월이 되도록 고스란히 남아 있어 걱정이다. 하지만 효주 씨는 음식의 양을 줄이면 모유를 먹는 아이가 영양결핍에 걸릴까 봐 하루 세 끼 미역국을 먹고 보쌈이나 족발 같은 영양가 높은 음식을 먹었다. 효주 씨는 또한 매일 같은 자세로 모유 수유를 하다 보니 어깨 근육이 뭉치고 다리도 저린 증상을 호소했다. 하지만 산후 회복기이므로 무리하게 움직일 수도 없어 집 안에서만 생활을 하며 거의 운동을 하지 않고 있다. 그러다 보니 출산 후 살이 빠지지 않고 오히려 다리나 엉덩이 근육들의 경직현상이 나타나고 있다.

대부분 출산 후 관절에 무리가 올까 봐 운동하는 것을 꺼린다. 그러나 적당한 운동을 하지 않을 경우 림프순환에 장애가 생겨 몸의 붓기가 잘 빠지지 않는다. 일반적으로 출산 후 6개월이 지나면 체지방 분해가 어려워진다. 평소 무리한 운동보다는 스트레칭을 꾸준히 한다면 뭉친 근육을 풀어 주며 지방 축적을 막고 살이 처지거나 라인이 무너지는 것도 해결할 수 있다. 잘못된 자세로 찾아오는 체형 불균형인 경우 가장 중요한 운동은 바로 스트레칭이다. 산모는 무리한 운동을 할 수 없기 때문에 지속적으로 림프순환을 원활히 해서 부종을 없애 주고, 모유 수유를 하며 틀어진 척추와 골반을 바로잡으면서 몸의 순환이 원활해지도록 해야 한다.

다이어트를 할 때도 운동의 시작과 마무리는 항상 스트레칭으로 해야 한다. 스트레칭이란 정적인 상태에서 특정 부위를 곧게 쭉 펴서 길게 늘이는 운동으로, 인체순환을 촉진시켜 주는 효과가 있다. 아침에 스트레칭을 하면 수면 중 뭉친 근육을 깨워 줄 수 있고, 잠들기 전에 하면 하루 종일 긴장하며 사용된 근육을 풀어 주어 숙면을 취할 수 있도록 도와준다. 또한 일상생활 속에서 꾸준히 스트레칭을 하면 근육에 탄력이 생기고 유연성이 향상된다.

긴장을 하면 호흡과 심박수가 빨라진다. 스트레스와 긴장을 풀기 위해서는 먼저 안정된 호흡이 필요하다. 자세를 바르게 하고 복부까지 깊숙이 숨을 들이마셨다가 내쉰다. 스트레칭을 하는 이유는 긴장된 근육을 이완시켜 주고 몸속의 흐름을 원활하게 해 인체순환을 돕기 위함이다. 스트레칭은 운동 중 근육과 관절의 피로를 풀어 주면서 인체의 불균형을 빠르게 회복할 수 있도록 도와준다.

목, 팔, 허리, 다리의 근육을 늘리는 동작과 관절을 돌리는 동작을 충분히 반복해 경직되어 있는 근육세포들을 풀어 주자. 특히 운동을 과도하게 하면 피로물질인 젖산이 쌓이게 되는데, 이를 배출시키는 동작이 바로 스트레칭이다. 격렬한 운동은 고관절에 손상을 줄수 있기 때문에 무리한 운동을 한 후에도 스트레칭을 통해 근육을 풀어 주어야 한다. 또한 혈액순환을 도와 뇌에 산소를 더 원활하게 공급해 줌으로써 운동하는 내내 편안한 컨디션을 유지할 수 있다.

오랫동안 서 있거나 앉아서 업무를 보는 사람일수록 팔과 목, 어깨 등 힘을 주었던 모든 근육들을 스트레칭을 통해 완화시켜 피로를 풀어 주어야 한다. 사무실에서 의자를 도구 삼아 오전과 오후 한 번씩 스트레칭으로 몸을 풀어 주면 어깨, 허리, 다리 근육의 경직과 부종으로부터 벗어날 수 있다. 산책이나 스트레칭 등으로 매일 가볍게 움직여 준다면 뱃살 빼는 다이어트에 상당한 도움이 된다.

젊은 세대와 다르게 중년 이후가 되면 신진대사가 활발하지 못해 살이 찌기 시작한다. 나잇살과 잘못된 자세로 찾아오는 체형의 불균형인 경우 가장 좋은 운동은 바로 스트레칭이다. 몸속 기혈(氣血)의 흐름이 막히면 마음에서 혈기(血氣)가 나온다. 스트레칭은 느리고 깊은 호흡과 함께 편안한 마음으로 몸의 긴장을 풀어 주고 혈류의 흐름을 증가시켜 혈액순환을 원활하게 해 준다. 마음이 안정되고 집중력이 좋아지며 심리적인 불안이 해소되고 굳어 있던 관절이 부드러워지며 질병을 예방할 뿐만 아니라 긴장과 스트레스로 찾아오는 근육의 통증을 막아주고 순환을 돕는다. 깊은 심호흡과 함께 몸이 편안해지는 것을 느껴보자. 최소 하루 10분, 스트레칭을 통해 나잇살을 제거하자.

07

체온이 1℃
올라가면 살이 빠진다

다이어트에 성공했다 하더라도 여름이 지나고 선선한 바람이 부는 가을이 되면 감량된 체중을 유지하기 어려워진다. 입맛이 당겨 풍성한 먹거리의 유혹을 뿌리치기 쉽지 않다. 식이요법이나 운동에 조금만 방심하게 되면 순간적으로 몸이 불어난다. 이처럼 계절의 변화는 다이어트에도 변화를 일으킨다.

인체는 체온이 정상 이하로 떨어지게 되면 체내에서 열을 외부로 빼앗기지 않기 위해 땀구멍을 닫고 몸을 움츠리게 해 체온을 보호한다. 반대로 체온이 정상 이상으로 상승하면 땀구멍을 열어 땀을 흘림으로써 체온을 정상수준으로 조절한다. 이 현상은 우리의 의지와 무관하게 작동한다.

차가운 바람이 불어오면서 다이어트에 대한 의지가 꺾이고 실패로 돌아가는 경우가 있다. 가을은 여름에 비해 옷으로 체형 커버가

가능하기 때문에 군살이 붙거나 체중이 증가해도 잘 인지하지 못한다. 그러다 보니 서서히 살이 오르기 시작한다. 특히 높은 열량의 음식을 섭취하고 활동량이 줄어들어 가을과 겨울은 다이어트의 적이다. 낮아진 체온은 체지방과 노폐물을 굳게 하고 순환을 방해한다. 특히 차가운 날씨에 체온을 더 이상 빼앗기지 않기 위해 근육이 긴장하게 되면서 혈관도 함께 수축해 영양분을 세포로 공급하기 어려워져 신체의 해독력이 떨어진다.

체온이 떨어지면 소화기관의 기능이 떨어져 소화가 잘 되지 않는다. 음식을 소화 흡수하기 위해서는 많은 에너지가 필요하다. 식사 후에는 음식물 섭취량에 따라 혈액의 절반이 위에 집중된다. 그런데 차가운 음식을 섭취하면 심장의 혈류량이 떨어져 혈액이 제대로 공급되지 않고 소화효소와 소화액의 분비도 원활하게 이루어지지 않는다. 결국 소화기능이 저하되고 이 상태가 지속되면 만성적인 소화불량으로 진행된다.

그리고 복부가 차가워지면 가장 먼저 나타나는 현상은 변비와 대장염이다. 이는 복부비만, 생리통, 어깨통증, 두통 등을 유발하고, 장내 균총의 균형이 깨지면서 유해균들의 활동으로 체내 독소 배출이 어려워지며 장의 체온을 낮추는 악순환이 벌어진다. 또한 수족냉증으로 진행되고 순환이 잘 안 되면서 내장지방이 생기기도 쉽다.

찬바람 부는 계절만이 문제가 아니다. 여름철 차가운 음식을 즐겨 먹고 에어컨을 쐬는 생활습관 또한 체온을 떨어뜨리는 주범이다. 몸에 냉기가 쌓이면 근육이 수축하고 순환장애가 생기며 체지방과 노폐물이 쌓여 비만이 된다. 실제로 많은 이들이 냉기로 인한 비만과 수족 냉증, 부종, 어깨 결림, 생리통, 변비, 골반통증 등을 겪고 있다.

몸이 차가워지면 면역력이 약해져 감기에 걸리기도 쉽고 바이러스 침입으로 인한 질환 또한 자주 발생한다. 체온은 건강상태를 그대로 보여준다. 따뜻한 체온을 가지고 있다면 면역체계가 활발하게 활동하고 있는 것이지만 체온이 낮으면 면역체계의 활동이 그만큼 활발하지 못하다는 의미다. 건강을 위협하는 최대의 적은 바로 저체온이다.

요즘은 젊은 사람들도 잦은 다이어트와 불규칙한 식생활 그리고 스트레스로 인해 장이 건강하지 못한 경우가 많다. 게다가 자율신경계의 조절 실패로 인해 체온 조절 기능에 문제가 생긴다. 자연히 림프구 수가 줄어들고 체온이 저하되어 암 발생의 호조건이 된다. 저체온인 몸에서는 암세포가 발생하기 쉽다. 실제로 영양 상담을 위해 만났던 수많은 암환자들의 공통점은 저체온이었으며, 또 저체온일 때 암세포가 더 빨리 성장한다는 사실을 확인할 수 있었다.

비만을 개선하기 위해서는 체온을 높이고 신체의 원활한 순환과 균형을 이루어가야 한다. 체온이 상승하면 기초대사량이 높아지고 순환이 원활해져 지방 분해 및 체중 감소 효과가 높아진다. 건강한 다이어트를 진행하기 위해서는 무엇보다도 체온을 높여야 한다.

찜질이나 핫요가, 스피닝 같은 방법들이 체온요법을 활용한 다이어트다. 체온을 상승시켜 체내 불필요한 지방과 노폐물을 빼내면 해독 효과를 볼 수 있다. 정체되어 있던 혈액순환이 제대로 이루어지면서 체내 노폐물 및 독소 배출 등의 디톡스 효과를 보게 되며 신체 내 불균형을 바로잡고 정상적인 기능 회복 및 지방의 분해를 돕게 된다. 체중 관리 및 지방 감량, 군살이나 셀룰라이트 감소는 물론, 체내 독소 배출에 많은 도움을 준다.

체온요법은 비만 개선뿐만 아니라 전체적인 건강관리 효과를 기대할 수 있다. 살이 찌는 원인이 되는 냉기를 배출해 지방 감량 효과는 물론, 전체적인 몸의 균형과 신체 기능 개선까지 기대할 수 있다. 체온의 상승은 체내의 효소작용을 촉진하고 신진대사를 활발하게 해 건강한 세포들을 재생시킴으로써 상처 회복과 치유반응을 일으킨다.

깊은 잠이 들기 위해서는 심부 온도가 내려가고 피부 온도가 올라가야 한다. 따뜻한 물로 심부 온도를 올리면 다시 낮아지고 피부 온도가 올라가므로 온도 차이가 줄어들며 잠이 오는 원리다. 잠들기 전 따뜻한 물로 20분간 샤워를 해 보자. 하루 동안 뭉친 근육과 피로를 풀어주는 데 도움이 된다. 또한 샤워 시 가만히 서서 하는 것보다 팔다리를 움직이며 가벼운 스트레칭을 해 주면 혈액과 림프순환이 활발해져 체내 노폐물을 제거해 살이 빠지는 데도 도움을 준

다. 취침 전 샤워나 반신욕을 통해 몸과 마음의 피로를 풀어주도록
하자.

근육량이 늘어나면 근육 자체가 열을 만들어 혈액순환을 더 촉
진한다. 나는 체온을 올리는 방법으로 걷기를 추천한다. 걷기 운동
을 하면 체온이 올라가고 혈액순환이 잘되어 다리 근육을 단련하
는 데도 매우 좋다. 발을 바닥에 디딤으로써 혈액을 순환시켜 주기
때문이다. 걷기는 유산소운동으로, 산소를 이용하는 호기성 대사를
한다. 유산소운동을 하게 되면 에너지원으로 포도당과 지방을 소비
한다. 혈액의 흐름이 원활해지면 면역기능을 가진 백혈구의 활동성
이 높아지며 면역력이 좋아진다. 또한 혈액이 몸을 구성하는 각 세
포에 영양과 효소를 공급하고 노폐물을 배출하기 때문에 체지방 분
해에도 효과적이다.

체온은 건강에 상당히 중요한 작용을 한다. 혈액순환 개선, 체내
효소작용 촉진, 세포 재생, 근육 이완 등의 작용으로 신진대사와 기
초대사량이 높아지면서 살이 잘 빠지는 체질로 변화된다. 성공적인
다이어트를 위해서는 체온을 올려야 한다. 체온이 1℃ 오르면 체중
은 내려간다.

08

10분 일찍 자고
10분 늦게 일어나라

38세 안유정 씨는 밤마다 TV를 보며 야식을 먹거나 스마트폰으로 게임을 하다가 새벽이 되어서야 겨우 잠이 든다. 어렵게 잠이 들어도 금방 깨고 다시 잠들지 못해 뒤척이다가 아침을 맞이한다. 얕은 밤잠으로 인해 낮 동안은 피로와 무기력증에 시달린다. 유정 씨는 불면증은 물론이고 자꾸 살이 쪄서 걱정이다.

'잠자는 숲속의 미녀', '미인은 잠꾸러기'라는 말이 있다. 수면과 외모는 밀접한 연관성이 있다. 잠이 부족하면 뇌에서 식욕 조절 기능이 떨어져 평소보다 폭식을 하게 되고, 더불어 몸에 유익하지 못한 음식들을 선호하게 되어 살이 찐다.

잠이 부족하면 뇌는 합리적 판단 기능이 떨어지고 우리 몸은 스트레스를 받는다. 이런 경우 수면장애와 우울한 감정으로 이어지며 가짜 배고픔을 일으키고 식욕이 상승하게 된다. 이러한 상태가 지속되면 스트레스 호르몬인 코르티솔 수치가 높아지면서 몸에 지방을 축적하게 된다. 결국 식욕 조절 능력이 감퇴되어 살이 찌기 쉽다. 밤에 잠을 자지 않고 깨어 있으면 배가 고파 야식을 먹게 되는데, 이때 위장기능의 절전모드로 소화 흡수를 위한 에너지소모량이 줄어들어 비만을 유발한다. 또한 잠이 부족하면 스트레스에 대한 저항력이 떨어진다. 낮 동안 예민한 상태가 되어 오히려 스트레스를 받는 상황이 더 잦아지고 밤에는 불면증으로 진행되는 악순환이 반복된다.

잠을 푹 자고 일어나면 다음 날 기분이 어떠한가? 머리가 맑아지고 아이디어가 풍부해지며 판단력과 결정력이 명확해진다. 그리고 몸이 가벼워지고 오랜 시간 일에 몰두해도 집중력이 떨어지지 않는다. 잠이 하루의 컨디션을 좌우하는 것이다.

내가 숙면을 강조하는 이유가 또 한 가지 있다. 잘 자고 일어나면 몸무게가 그 전날보다 줄어드는 경험을 하게 된다. 우리가 잠든 사이 다이어트에 도움을 주는 호르몬이 분비되어 지방을 분해하기 때문이다. 또한 잠을 자는 동안 노폐물을 몸 밖으로 배출하는데 잠이 부족한 상태가 지속될 경우 노폐물이 배출되지 못하고 몸 안에 쌓이게 되면서 내장에 부담을 주게 되어 신진대사가 어려워진다. 충분한 수면은 배설작용이 원활하게 될 수 있도록 도와 체내 노폐물을 배출함으로써 몸이 붓는 현상도 막아 준다. 그래서 자면서도 쉽게 살을 뺄 수 있다. 이것이 바로 수면 다이어트다. 수면 중 분비되어 다이어트에 도움을 주는 호르몬을 알아보자.

첫째, 식욕 조절 호르몬인 렙틴이다. 렙틴은 식욕 억제 호르몬으로, 에너지 소비를 촉진하며 뇌의 만복중추가 포만감을 느끼도록 신호를 전달한다. 반면 충분히 수면을 취하지 못하면 깨어 있을 때 분비되는 그렐린으로 인해 호르몬의 균형이 무너지게 된다. 즉 렙틴의 작용이 둔해져 식욕을 제대로 조절하지 못하고 그렐린의 분비량은 증가하면서 포만감과 공복감의 균형이 깨지기 때문에 과식과 폭식으로 이어진다. 잠이 부족한 날 자신도 모르게 과식을 하게 되는 이유가 바로 이 때문이다.

둘째, 지방 분해에 관여하는 성장호르몬이다. 성장호르몬은 성장과 복구에 관련된 호르몬으로, 지방을 분해시키고 단백질 합성을 촉진시키기도 하며 근력 증강을 도와준다. 근육량이 많아지면 기초대사량이 증가해 근육질 몸매 또는 S라인 몸매를 만들어 준다. 반면 잠이 부족하면 성장호르몬 분비가 줄고 낮에 같은 운동을 해도 숙면을 취한 사람보다 운동 효과가 떨어진다.

이상적인 취침 시간은 밤 10시부터 새벽 2시 사이다. 체내 각종 호르몬 분비와 대사 활동이 활발해지는 시간으로, 혈액순환을 도와 노폐물을 제거해 주고 신진대사도 원활하게 만들어 주기 때문이다. 이 시간에 잠을 자지 않으면 체내 신진대사 흐름이 깨져 살이 찌는 것은 물론이고 피부까지 푸석해질 수 있다.

깨어 있는 시간을 더욱 활기차게 보내기 위해서는 밤 12시 전에 잠자리에 들어야 한다. 하루 중 생활 리듬과 휴식은 매우 중요하다. 특히 숙면은 일의 효율과 다이어트 효과를 높여 아름다운 자신을 만들어가는 지름길이 된다.

셋째, 깊은 수면을 담당하는 멜라토닌이다. 다섯 시간을 자도 가뿐한 사람과 아홉 시간을 자도 피곤한 사람의 차이는 바로 이 멜라토닌 때문이다. 멜라토닌은 뇌에서 분비되는 수면호르몬으로, 숙면과 해독기능에 중요한 역할을 한다. 멜라토닌은 우리 몸의 생체리듬을 좋게 만들어 스트레스에 저항하므로 아침에 몸을 새롭게 해 준다. 밝을 때는 멜라토닌이 잘 분비되지 않으므로 불을 끄고 어두운 상태에서 잠을 자야 한다. 또 수면 전에 자극적인 음식을 섭취하면 멜라토닌의 분비량이 줄어든다. 따라서 야식을 먹지 않는 것이 건강과 다이어트에 좋다.

수면 관리는 다이어트 방법 중 가장 쉽게 실천할 수 있는 방법이다. 하루 7시간은 충분히 자야 한다. 꼭 다이어트 때문만이 아니라 컨디션과 일의 능률을 높이기 위해서 충분한 수면은 필수다. 또한 잠들기 한 시간 전에는 영상 기기를 멀리하라. 요즘 사람들은 스마트폰이나 컴퓨터, TV 등 영상 기기를 보다 잠이 드는 경우가 많다.

영상 기기에서 나오는 빛은 수면을 유발하는 멜라토닌의 양을 감소시켜 뇌가 계속 깨어 있도록 각성을 유발한다. 특히 블루라이트라고 불리는 청색 계열이 수면을 방해한다. 침실에는 황색 계열의 조명을 설치하고 잠자리에 들기 전에 스마트폰을 사용할 경우에는 블루라이트를 차단하는 앱을 설치해 사용하는 것이 좋다. 멜라토닌은 빛에 약하기 때문에 침실은 어둡게 하고 온도는 18~22℃를 유지해야 한다.

저녁 식사는 가급적 일찍 하고 소식하는 것이 좋다. 취침 전 식사를 하거나 야식을 먹을 경우 음식물이 소화되지 않은 채 위에 남아 있어 속을 더부룩하게 만든다. 밤늦게 음식을 섭취한 후 잠자리에 들면 위 속에 남아 있는 음식물을 소화시키는 데 에너지가 소비되어 숙면을 방해한다. 우리 몸은 보통 3~4시간에 걸쳐 음식물을 소화하기 때문에 잠들기 3시간 전부터는 물을 마시는 것을 제외하고는 위장 활동을 쉽게 만들어 숙면을 취할 수 있도록 해야 한다. 잠이 오지 않을 때 술의 힘을 빌리는 경우가 많은데 알코올은 뇌의 전두엽을 마비시켜 숙면을 취하지 못하도록 하니 피하는 것이 좋다.

스트레칭이나 반신욕을 하면 숙면에 도움이 된다. 잠들기 전 스트레칭을 해 주면 근육이 이완되면서 몸의 긴장이 풀려 숙면을 취하기 좋은 상태로 변한다. 그러나 너무 과한 운동은 근육을 긴장시키므로 삼가야 한다. 또한 잠들기 전에 따뜻한 물에 몸을 담그는 것도 숙면에 도움이 된다. 하지만 체온이 너무 높으면 오히려 잠에 방해가 되므로 취침 2~3시간 전에 하는 것을 추천한다. 그리고 우리 몸은 체온이 약간 떨어져야 깊은 잠을 잘 수 있다.

일정한 수면패턴을 가져라. 취침 시간을 정해 일정한 시간에 잠자리에 들면 명령이 뇌에 심어져 잠들기 훨씬 수월하다. 잠들기 전에 하는 행동을 매일 반복하는 것도 도움이 된다.

수면 부족이 비만을 부른다. 충분히 숙면을 취하지 못하면 호르몬의 작용이 둔해져 식욕을 제대로 조절하지 못한다. 깨어 있는 시간을 더욱 활기차게 보내기 위해서는 수면시간을 제대로 가져야 한다. 잠이 부족하면 스트레스를 받는데, 이는 식욕, 우울한 감정 등과 복잡하게 얽혀 있어 가짜 배고픔을 쉽게 일으키고 세트포인트를 올려놓는다. 적게 먹고 많이 움직여야 한다는 것은 불변의 법칙이지만 여기에 충분한 수면 습관이 뒷받침되어야만 다이어트에 성공할 수 있다.

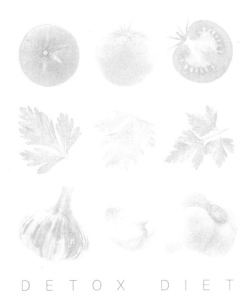

DETOX DIET

4주 만에
완성하는
디톡스 레시피

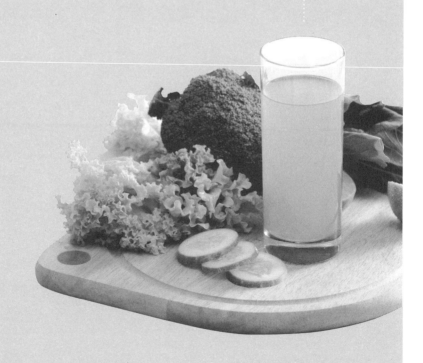

01

도입:
다이어트 환경을 만들어라

아무리 먹어도 평생 살도 안 찌고 건강하게 사는 것은 모든 이의 꿈이다. 하지만 실상은 잠깐만 방심해도 1~2kg 불어나 스트레스를 받고 있다. 살이 쪄 옷이 몸에 꽉 끼면 '오늘부터 저녁 식사는 굶겠어'라는 무서운 다짐으로 또 다시 다이어트를 선포한다. 항상 안간힘을 쓰며 노력하지만 결과는 장담할 수가 없다.

마음과 몸은 뗄 수 없는 유기적인 관계다. 그래서 상처 받은 감정은 식탐으로 표출된다. 우리는 스트레스를 받으면 맛있는 음식을 먹는 것으로 풀고 싶어진다. 그런데 이렇게 감정에서 시작된 식욕을 억제한다면 음식을 먹고 싶어지는 욕망은 더 커질 수밖에 없다. 이런 현상이 반복되면 상한 감정을 보상받기 위해 습관적으로 음식을 섭취하는 악순환이 벌어진다. 성공적인 다이어트는 성급한 행동보다 마음의 자발적인 동기로부터 시작되어야 한다.

살이 찌는 이유 중 하나는 식탐 자체보다 감정이 원인이 되는 경우가 많다. 다이어트 상담을 진행하다 보면 다른 어떤 문제보다도 이 문제가 가장 큰 비중을 차지하는 것을 알 수 있다. 감정은 일상생활의 의사결정에서도 관여하지만 다이어트의 성공 여부에도 매우 중요한 영향을 끼친다. 감정은 마음의 허기를 생리적인 배고픔으로 느끼게 만들고, 배가 부른데도 불구하고 음식을 더 먹게 만든다. 심지어 군중심리로 분위기에 이끌려 음식을 더 많이 먹기도 하며 남아 있는 음식이 아까워서 더 먹기도 한다.

자주 먹어도 허기지는 것은 자신의 감정에 집중하라는 신호다. 다이어트는 더 이상 고통을 이겨내는 힘겨운 과정이 아닌 건강한 삶의 습관을 만들어가는 긍정적인 수단이 되어야 한다. 건강하고 행복한 다이어트를 자연스럽게 유지해 가는 것이 목적이 되어야 하며 자신의 마음속에 있는 식욕을 충분히 이해하고 알아가야 한다.

다이어트의 시작은 자신의 문제를 스스로 탐색하는 것으로부터 이루어진다. 우선 다이어트를 시작하기 전에 살을 왜 빼려고 하는지 스스로에게 물어보아야 한다. 다음의 세 가지 사항을 기억하고 건강한 다이어트를 시작해 보자.

첫째, 살이 찐 원인을 찾아보라. 문제의 출발점을 제대로 파악해야 다이어트의 여정을 올바르게 시작할 수 있다. 주로 자신이 어떤 상황에서 음식을 많이 섭취하는지, 또 어떤 종류의 음식을 선호하

다이어트 자가 점검 체크리스트

성명			나이	만 세	
임신 여부	☐ 임신 / 계획 중 ☐ 계획 없음		**생리**	☐ 매월경 ☐ 폐경됨	
식사습관	1일 식사횟수		☐ 1회 ☐ 2회 ☐ 3회 ☐ 4회 이상		☐ 불규칙
	아침 식사를 항상 하는가?		☐ 예	☐ 가끔 거름	☐ 안 함
	식사시간은 규칙적인가?		☐ 예	☐ 가끔 불규칙	☐ 불규칙
	식사속도		☐ 느림 (30분 이상)	☐ 보통 (20분 이상)	☐ 빠름 (10분 이상)
	음식을 짜게 먹는가?		☐ 예	☐ 가끔	☐ 싱겁게 먹음
생활습관	다이어트 경험이 있는가?		☐ 예 (종류:)		☐ 아니오
	흡연을 하는가?		☐ 예 (개비/일)		☐ 아니오
	술을 마시는가?		☐ 예		☐ 아니오
	한 달에 몇 번 마시는가?		번	일 회 음주량은?	
	하루에 커피/녹차는 몇 잔 마시는가?		커피 잔	녹차 잔	
	변비가 있는가?		☐ 예	☐ 아니오	
	변을 보는 횟수		☐ 매일 한 번	☐ 이틀에 한 번	☐ 불규칙
	생리 주기는 일정한가?		☐ 예 ☐ 아니오	일반적인 주기:	
활동량	☐ 안정 상태 ☐ 좌식 생활 ☐ 가벼운 활동 ☐ 중등도 활동 ☐ 심한 활동				
유전상태	가족 중에 비만한 사람이 있는가? ☐ 예 ☐ 아니오 / 있으면 누구:				
	어린 시절부터 살이 찐 편인가? ☐ 예 ☐ 아니오				
운동습관	주 몇 회 어떤 운동(요가, 헬스, 수영 등)을 하는가? 주 회 / 운동				
질병상태	☐ 고혈압	☐ 악성종양		☐ 결핵	
	☐ 당뇨병	☐ 전염병		☐ 갑상선 질환	
	☐ 심장, 폐, 급성질환	☐ 알레르기 환자		☐ 기타 질환 :	

느지, 그리고 누구와 어디에서 많이 섭취하는지 파악해 보자. 자신만의 반복되는 패턴을 알 수 있다.

다이어트의 실패 원인	나의 감정 들여다보기
음식의 유혹을 주로 언제 느끼는가?	
어떤 종류의 음식을 선호하는가?	
어느 순간에 다이어트를 포기하고 싶은가?	

둘째, 목표를 정하고 시각화하라. 누구나 다이어트를 해 날씬해질 수 있다. 그러나 문제는 이상적인 목표를 가지고 있다는 점이다. 짧은 시간에 드라마틱한 변화를 목표로 하기 때문에 다이어트가 어려울 수밖에 없다. '적당히 굶으면 다이어트가 되겠지'라는 막연한 기대와 유행하는 다이어트 방법에만 눈길이 간다면 다이어트에 실패하게 된다. 정확한 방향과 목적이 없이 단기적인 다이어트로는 성공하기 어렵다.

사람마다 다이어트를 해야 하는 목적은 비슷하지만 목표는 모두 다르다. 80kg인 사람이 한 달에 30kg 감량을 목표로 하는 것과 50kg인 사람이 5kg 감량을 목표로 하는 경우가 있다. 따라서 자신만의 실현 가능한 다이어트 목표를 설정하고 작은 계획이지만 지속적으로 관리하며 몸과 마음의 조화를 이루어 날씬하고 아름다운 몸매를 유지해야 한다.

나의 다이어트 플랜

현재			목표	
신 장:	cm		신 장:	cm
체 중:	kg	4주 후 →	체 중:	kg
체지방:	%		체지방:	%

셋째, 다이어트 성공을 기대하며 스스로에게 충분한 보상을 하라. 살이 찌면 친구들과 약속을 잡는 것도 피하고 세상과 단절된 생활을 하는 사람들이 있다. 그러다 보니 기분이 우울해지고 비관적으로 생각이 바뀌어 자신을 제외한 다른 사람들은 모두 행복하게 살고 있다는 상대적인 열등감을 느낀다. 이것이 바로 낮은 자존감에서 찾아오는 부정의 에너지다. 낮은 자존감은 자신만의 작은 세계를 만들고 식탐의 늪에 빠져 음식에 집착하게 만든다.

다이어트 중에는 체중 감량만을 목표로 할 것이 아니라 자신의 감정을 잘 돌보고 자존감을 높이는 데 신경 써야 한다. 음식으로 자신의 어두운 감정을 감추지 않게 만들어야 한다. 상한 감정을 음식으로 보상받으려 하기보다는 낮은 자존감을 회복해야 한다.

목표를 설정하는 것은 원하는 꿈을 이루는 과정이다. 멋진 결과를 도출하기 위해서는 과정이 즐거워야 한다. 날씬해진 자신의 모습을 상상해 보라. 되고 싶고, 하고 싶고, 갖고 싶은 것, 즉 자신만의 버킷리스트를 작성하라. 다이어트로 성공한 자신을 상상하며 음식이 아닌 다른 것으로 멋진 보상을 해 보자. 보상을 받기 위한 심리적인 기대감이 보상보다 더 큰 힘을 발휘한다. 음식으로 보상을 받지 말고 더 넓은 의미의 보상을 품어 보자. 그리고 이미 이루어진 것처럼 살아라. 생생하게 상상하면 꿈은 현실이 된다.

나의 꿈, 나의 버킷리스트

되고 싶은 것	하고 싶은 것	갖고 싶은 것

스트레스를 받거나 감정이 상할 때마다 음식으로 달래는 사람이 많다. 생리적인 반응이 아니라 심리적인 반응으로 찾아온 허기는 과식으로 이어지며, 이 연결고리를 알면서도 끊기 어렵다. 내면의 문제를 정확히 인식하고 감정 회복을 하는 것이 중요하다. 낮은 자존감과 식탐에 대한 근본적인 원인을 해결하지 않고 아무거나 먹으며 문제를 해결하고자 하면 답은 없다.

자신이 왜 다이어트를 하는지 파악하는 것이 다이어트의 출발점이다. 010 7133 8366으로 조언을 요청하는 문자 메시지를 보내 보

자. 나는 오랜 기간 수많은 다이어터들을 만나며 다양한 코칭 경험을 쌓아왔다. 이를 바탕으로 깊은 상담을 통해 살이 찐 근본 원인을 알아보고 그 해결법을 제시해 줄 수 있다. 나와 함께 현실적인 목표를 설정하고 음식이 아닌 다른 충분한 보상시스템으로 자존감을 높이는 행복한 다이어트를 시작해 보자.

02

클린:
몸속을 대청소하라

청결하지 않은 곳에서 생활할 경우 각종 세균에 감염될 가능성이 매우 높다. 우리 몸속 세포도 이와 같다. 체내에 독소와 노폐물이 많이 쌓여 있으면 세포는 병이 들고 재생력이 느려진다. 뿐만 아니라 신진대사가 둔해지면 살이 찌기 쉽다. 그래서 인체의 독소 제거는 다이어트의 매우 중요한 출발점이다.

건강한 다이어트의 기본은 인체의 균형에 있다. 비만은 우리 몸의 균형이 깨질 때 찾아온다. 정신없이 분주하고 위태로운 이 시대를 살아가기 위해서는 반드시 삶의 균형점을 찾아야 한다. 즉 일과 여가의 균형, 생활습관의 균형, 식생활의 균형이 필요하다. 우리 몸을 정화시키고 균형 잡힌 영양을 공급해 세포의 보수, 재생작용이 원활히 정상적으로 이루어질 때 각 조직과 기관들의 고유기능들이 회복된다.

"아들이 아버지를 쏙 빼닮았네."

"어쩌면 하는 행동이 어머니랑 그렇게 똑같아?"

우리는 흔히 이런 말을 한다. 부모로부터 성격, 외모는 물론이며 식습관까지도 물려받는다. 이것을 유전자(deoxyribonucleic acid; DNA)의 상속이라고 말한다. 유전자란 유전정보를 담는 화학물질로, 부모가 다음 세대에게 정보를 전달하는 것이다. 모든 생물체는 유전정보를 염색체에 저장한다. 사람의 염색체는 총 46개로, 하나의 염색체는 한 분자의 유전자로 이루어져 있다.

원석이란 타고난 자연 그대로의 모습이다. 그러나 원석을 가공하면 더 아름답고 값비싼 보석으로 변신한다. 후성유전학(epigenetics)의 원리도 이와 같다. 타고난 유전자 염기 서열은 바뀌지 않지만 유전자를 작동시키는 물질의 변화로 특정 단백질이 많이 만들어지거나 적게 만들어지면서 겉으로 나타나는 증상이 달라질 수 있다는 이론이다. 즉 성장, 노화, 질병 등 인간의 생애는 선천적으로 타고난 유전자에 의해 결정되는 게 아니라 후천적으로 어떻게 조절하고 발현시키냐에 따라 정해진다는 것이다.

나이가 들거나 스트레스, 환경오염, 먹거리의 변화는 인체 시스템에 영향을 준다. 이러한 환경적 요인이 특정 유전자의 기능을 변화시켜 암이나 당뇨 같은 질병에 잘 걸릴지 혹은 건강한 체질을 갖게 될지를 결정지을 수 있다는 사실이다. 그러나 다행인 것은 바른 먹거리를 오랜 기간 섭취하면 회복되기도 한다. 나이 드는 것은 어쩔 수 없지만 오염된 환경을 개선하고 스트레스를 줄이고 먹거리를 바로 세우는 것으로 유해한 변화를 돌이킬 수 있다는 의미다. 보다 건강한 삶을 위해 이로운 음식을 섭취하면 몸은 좋은 방향으로 만들어지고, 해가 되는 음식을 섭취하면 몸은 안 좋은 방향으로 만들어진다. 즉 생활 방식과 환경적인 변화는 유전자의 발현과 억제를 스스로 조절할 수 있는 중요한 요소가 된다.

　내 몸의 균형을 지키는 D·N·A 디톡스 다이어트는 건강의 새로운 패러다임이다. D·N·A 디톡스 프로그램이란 Detoxification(해독), Nutrition(영양), Activation(활성) 시스템을 통해 인체의 불균형한 원인들을 제거하고 필요한 영양소를 잘 선택해 섭취함으로써 신체 활성화를 유도하는 다이어트 방법이다. 우리 몸속 비만을 유도하는 DNA(유전자)는 D·N·A(해독·영양·활성) 디톡스 다이어트시스템으로 새롭게 거듭나야 한다.

D·N·A 디톡스 다이어트		
D단계	Detoxification (해독정화요법)	해독과 정화를 통해 비만과 각종 성인병의 원인이 되는 체지방, 노폐물과 독소, 그리고 숙변을 제거해 체내의 환경을 깨끗한 약알칼리성으로 변화시킨다.
N단계	Nutrition (영양균형요법)	인체의 해독과 정화 작업 후 충분한 영양 공급을 통해 세포 재생과 조절작용을 원활하게 함으로써 신체의 조절 능력인 항상성이 회복된다.
A단계	Activation (세포활성요법)	지방 연소를 촉진하고 항산화작용을 통해 인체의 균형을 지속적으로 조절하며 다이어트의 최적 상태를 유지한다.

D단계는 노폐물을 배출해 맑은 몸을 만드는 해독정화과정으로, 건강기초를 다지는 단계다. 환경오염이나 각종 식품첨가물이 들어 있는 가공식품과 트랜스지방 과다 섭취, 그리고 불규칙한 식생활은 비만, 변비, 고지혈증, 동맥경화, 아토피, 생리통, 불임 등을 일으킨다. 또한 만성피로, 운동 부족, 과음, 흡연 그리고 스트레스 등 좋지 않은 생활습관도 비만의 원인이 된다.

이러한 나쁜 식습관과 생활습관은 체질을 산성화시키며 활성산소 과다 생성과 피로물질 누적으로 이어져 면역력을 떨어뜨리고 세포 노화를 일으키는 주범이 된다. 그래서 우리 몸을 주기적으로 청소해야 한다. 제대로 된 식품 섭취가 부족한 상황에서 식품첨가물과 환경오염물질이 과도하게 몸 안으로 들어오면 해독자정능력에 부하가 걸리면서 독소와 노폐물이 체내에 쌓이기 때문이다. 이를 방치하면 세트포인트가 무너지고 신진대사작용이 둔해져 비만으로 이어진다.

N단계는 디톡스로 깨끗해진 몸에 영양소를 공급하는 단계다. 우리가 먹는 음식물 속 영양소는 매일 소멸되는 세포를 재생하고 조절하고 방어한다. 그런데 입맛을 즐기는 위주의 음식을 섭취하다 보면 필수영양소가 부족해지고 열량만 늘어나기 쉽다. 이는 곧 비만을 불러온다. 건강한 몸을 위해 영양균형을 맞추고 식물 위주 자연식을 기본으로 활용하는 것이 중요하다. 우리 몸이 필요로 하는 다양한 영양소를 건강상태에 알맞게 공급하기 위해 영양칵테일요법을 해야

한다. 영양칵테일요법이란 우리 몸에 필요한 다양한 영양을 공급하기 위해 영양소를 복합적으로 섭취하는 것을 의미한다. N단계를 통해 비만의 불균형 원인을 제거하고 최적의 건강상태를 유지하도록 한다.

A단계는 감량된 체중을 유지하면서 항산화작용을 통한 질병 예방과 건강 증진에 힘쓰는 단계다. 유전적 요인과 잘못된 습관으로 인해 활성이 저하된 인체시스템을 방치하게 되면 어김없이 요요현상과 질병이 찾아오게 된다. 면역체계에 이상이 있으면 감염질환, 암, 아토피, 알레르기, 자가면역질환 등이 생긴다. 순환계에 문제가 있으면 고혈압, 이상지질혈증, 동맥경화증, 심근경색, 뇌졸중 등이 생길 수 있다. 호르몬계에는 갱년기 증상, 갑상선질환, 성기능장애, 신경장애 등이 발생한다. 결국 각 기관들의 유기적인 대사작용에 장애가 생기면 비만으로 이어지게 되며 비만은 염증수치를 증가시켜 질병을 더 악화시킨다.

내 몸의 균형이란 최적의 건강상태를 찾아 최상의 컨디션을 유지하며 살아가는 것을 의미한다. D·N·A 디톡스 다이어트로 몸을 정화하고 균형 잡힌 영양을 공급하면 세포의 보수, 재생이 원활히 정상적으로 이루어져 각 조직과 기관의 시스템과 고유기능이 회복되어 인체의 균형이 잡힌다. D·N·A 디톡스 시스템을 통해 인체의 신진대사가 복구되고 촉진되어 최상의 건강상태를 유지할 수 있다. 비워 주고 채워 주고 잡아 주는 D·N·A 디톡스 다이어트로 내 몸속 비만을 유도하는 유전자를 바꾸어 보자.

03

적응:
해독의 시작을 알리는
신호에 귀를 기울여라

매일같이 미세먼지나 농약, 식품첨가물, 환경호르몬 성분들이 몸에 들어오거나 또는 내부에서 발생하는 유해균이나 활성산소들이 인체를 공격한다. 특히 오염물질이 침범해 몸이 스스로 배출할 수 있는 한계를 넘어 체내에 독소가 쌓이면 신진대사의 걸림돌이 되어 항상성을 방해한다. 그래서 적극적으로 체내환경을 정화하는 것이 급선무다. 몸을 가볍게 만드는 첫 걸음은 바로 D·N·A 디톡스가 되어야 한다. 몸에 쌓이는 유해물질을 해독하고 면역력을 높여 유해한 요소로부터 비만을 예방하고 건강을 지켜야 한다.

최근 식품광고나 건강프로그램을 봐도 디톡스 열풍은 식지 않고 있다. 하지만 수많은 방법 가운데 올바른 디톡스 요법을 제대로 알고 선택해야 한다. 우선 노폐물이 쌓이는 원인을 알고 우리 몸에서 디톡스를 담당하는 해독장기를 알아야 한다. 해독을 담당하는 기관은 폐, 간, 신장, 대장, 피부다. 이 해독장기들이 건강하지 않으면 그만큼 노폐물이 배출되지 않고 쌓인다. 여러 경로로 들어오고 발생하는 독소와 노폐물의 양을 줄이고 디톡스를 담당하는 장기들이 제 기능을 할 수 있도록 관리해 주어야 한다. 이 과정에서 가장 중요한 것은 '무엇을 먹느냐'다. 음식을 통해 들어온 독소를 풀어 주는 것도 결국은 음식이어야 한다. 우리 몸을 청정지역으로 만들어 줄 몸속 청소도구를 알아보자.

첫째, 섬유질이다. 섬유질이란 신체의 소화효소로 분해되지 않는 난소화성 고분자 섬유 성분으로, 배변 활동을 원활하게 하며 체중 감량에 도움을 주고 체내 지방 흡수와 합성을 저해하며 체지방 분해를 도와준다. 섬유질은 일정량의 물을 흡수해 보유하는 능력이 있어 포만감을 주기 때문에 식사량을 조절할 수 있다. 또한 포도당이 위와 장벽을 통해 흡수되는 속도를 늦춰 혈당지수를 낮춰 준다. 섬유질은 우리 몸속에서 소화되지 않고 장까지 도달해 유산균의 먹이가 되어 대장의 운동을 촉진시키며, 대변이 대장을 통과하는 시간을 짧게 하고 배변량을 늘린다. 또한 대장 벽을 청소하는 빗자루 역할을 해서 숙변 제거에도 매우 유익하다.

둘째, 유산균이다. 러시아 생물학자이자 노벨상 수상자인 일리야 메치니코프는 "인체 질병의 90%가 건강하지 않은 장에서 기인

한다."고 주장했다. 이로 인해 수많은 연구들이 진행되었으며 사람의 수명과 건강이 장내 균총의 건강과 균형에 직결됨이 증명되었다. 2013년《Nature Communications》에 게재된 논문 〈The gut microbiota suppresses insulin-mediated fat accumulation via the short-chain fatty acid receptor GPR43〉에 의하면 장내 세균이 섬유질을 분해해 부티르산(butyrate acid)과 프로피온산(propionate acid)을 포함한 단쇄지방산(Short Chain Fatty Acid; SCFA)을 만들어 내는데, 유익균에 의해서 만들어진 SCFA가 유해균들이 살지 못하게 하며 PH 환경을 조절해 지방 분해를 촉진시켜 비만에 도움을 준다는 사실을 증명했다. 심지어 SCFA는 간으로부터 포도당 생성을 감소시키며 비만에 대한 방어기전을 활성화시킨다는 사실이 발표되었다. 섬유질과 유산균이 강화된 식사는 비만으로 진행하는 인체 시스템을 조절해 준다.

셋째, 수분이다. 탈수가 일어나면 오히려 짠 음식을 요구하게 되며 체내 수분 저장능력을 높여 부종을 일으킨다. 결국 수분이 부족하면 고열량식품을 폭식하게 되어 비만으로 이어진다. 땀을 통해 독소를 몸 밖으로 배출하는 것은 생명 유지의 필수적인 활동이다. 활발한 배변활동과 이뇨작용을 위해서는 수분을 충분히 섭취해야 한다. 물은 우리 몸의 윤활유이자 해독제다. 수분은 혈액 중 독소를 희석시켜 배출함으로써 혈액을 맑게 정화한다. 수분 섭취가 어렵다면 디톡스차(옥수수차, 레몬차, 생강차, 녹차, 로즈 힙, 히비스커스, 레몬그라스, 레몬버베나 등)나 다양한 종류의 허브차를 즐겨 보자.

체내의 청소도구인 섬유질, 유산균, 그리고 수분으로 해독과 배설이 효율적으로 진행되면 우리 몸의 생명력이 복원되면서 자연치유력이 회복되기 시작한다. 그러므로 해독정화 식사요법은 선택이 아니라 필수다.

식사요법이 실패하는 가장 큰 원인은 무조건 굶는 극단적인 방법을 선택하는 경우가 많기 때문이다. 디톡스란 일시적인 적이 아니라 평소에 꾸준히 해야 하는 것이다. 특히 다음과 같이 디톡스 다이어트에 도움이 되는 음식과 방해가 되는 음식을 분별해 섭취하는 것이 중요하다.

	디톡스 다이어트에 도움이 되는 음식	디톡스 다이어트에 방해가 되는 음식
탄수화물	통곡식류(현미, 율무, 수수, 보리 등), 고구마, 옥수수, 통밀, 메밀	백미, 흰 밀가루
단백질	생선, 달걀, 두류, 두유, 두부, 살코기	기름기 많은 동물성 식품
칼슘	저지방 우유, 요구르트, 뼈째 먹는 생선(멸치, 뱅어포 등)	-
지방	올리브유, 참기름, 들기름, 견과류(땅콩, 호두, 아몬드 등)	동물성 기름
생채소	제철 생채소(유기농)	-

(계속)

	디톡스 다이어트에 도움이 되는 음식	디톡스 다이어트에 방해가 되는 음식
과일	토마토, 수박, 배, 사과, 참외	단 과일
간식	옥수수, 감자, 달걀, 오이, 당근, 배, 사과, 수박, 토마토, 두유, 저지방 우유, 유산균 음료, 땅콩, 아몬드, 호두	피자, 프라이드치킨, 핫도그, 초콜릿, 튀김류, 호떡, 떡볶이, 맛탕, 곶감, 과일 통조림, 아이스크림, 케이크
기호식품	디톡스차(옥수수차, 레몬차, 생강차, 녹차, 로즈힙, 히비스커스, 레몬그라스, 레몬버베나 등)	커피, 탄산음료, 술, 담배
조미료	구운 소금, 볶은 소금, 식초	흰 설탕, 흰 소금, 흰 조미료

1주 차 D·N·A 디톡스 다이어트 액션 플랜

1. 식사는 반드시 해야 한다. 식사시간 간격은 4~5시간을 유지하라. 습관적으로 아침 식사를 거르면 하루 요구량을 저녁에 채우게 된다. 혈당의 기복이 클수록 빠른 식사를 하게 된다. 배고프지 않더라도 규칙적으로 먹어야 몸이 비상상태에서 해제될 수 있다. 다이어트의 효과를 위해서는 수면시간을 제외하고 규칙적으로 섭취하는 것이 중요하다.

2. 부드러운 음식을 먹되 반드시 거친 음식과 함께 즐겨라. 백미를 피하고 현미잡곡밥을 먹어라. 현미는 백미에 없는 쌀겨와 배아

부분이 남아 있어 몸에 좋은 영양소가 풍부하다. 반면 정제된 탄수화물은 당지수가 매우 높아 혈당 요구량이 늘어난다.

3. 자연식인 로푸드를 즐겨라. 샐러드, 비빔밥과 같은 자연의 생명력 있는 식사를 즐겨라. 진수성찬일수록 더 많이 먹고 싶어진다. 소박한 밥상을 즐겨라. 음식 조리에 부담감을 느낀다면 생식을 활용하라. 하루 한 끼 또는 두 끼 생식을 추천한다.

4. 아침 쾌변을 즐겨라. 아침 5~7시는 대장운동이 가장 활발한 황금타임이다. 유산균 보충제를 1일 2~3회 4~5시간 간격(오전 7시, 오후 12시, 오후 5시)으로 섭취한다.

5. 물병을 가지고 다녀라. 눈에 보여야 마시게 된다. 하루 9잔 정도 수분 섭취를 해야 한다. 하루 배출량이기 때문에 최소 섭취량이기도 하다. 입이 심심하거나 공복감을 느낄 때는 디톡스차를 충분한 양 섭취하라. 그러나 항상 물이 먼저다.

6. 하루에 1만 보 이상 걸어라. 신진대사를 촉진할 수 있는 것은 운동이다. 근육 운동을 하기 전 러닝머신이나 산책을 하며 약 1시간 이상 운동시간을 확보하라. 뻣뻣한 몸에 유연성을 더해 줘야 한다. 운동을 통해 체중 감량을 기대하기보다 뭉친 근육과 관절을 풀어 주어라.

심한 운동은 몸에 무리를 주기 때문에 하루 30분 또는 1시간쯤 걷기 같은 유산소운동을 한다. 요가나 재즈댄스도 매우 효과적이다. 단맛이 당길 때는 주방으로 가지 말고 실외에서 가벼운 산책을 해 보자.

7. 하루 7시간 이상 숙면을 취한다. 숙면시간은 인체의 해독시간으로 체지방이 분해되는 시간이다. 낮잠도 좋다. 깊은 잠에 빠지지 못하거나 자다가 쉽게 깨서 숙면하지 못하면 가짜 배고픔이 증가하면서 탄수화물 중독이 되기 쉽다. 숙면을 취해야 스트레스 저항력이 높아져서 스트레스로 인한 폭식이나 탄수화물 중독을 피할 수 있다.

8. 다이어트 1주 차에는 우선 몸의 균형을 무너뜨리는 독소와 노폐물을 제거할 수 있는 식사를 해야 한다. 173쪽에 디톡스에 집중하는 레시피를 체계적으로 구성한 D단계 식단을 마련해 두었으니 참고하기 바란다.

건강한 다이어트의 첫 걸음은 바로 몸이 가벼워지는 것이다. 디톡스는 몸에 쌓이는 독성물질을 해독하고 면역력을 높여 각종 위해한 요소로부터 건강을 지키는 다이어트 방법이다. 노폐물이 쌓이는 원인을 알고 우리 몸에서 디톡스를 담당하는 기관과 해독과정을 알면 그 답은 의외로 쉽다. 해독에 집중하면 우리 몸은 청정구역이 될 수 있다. 해독의 시작을 알리는 신호에 귀를 기울여라.

	아침	점심	저녁
	1주 차 D·N·A 디톡스 다이어트 주간 레시피		
1일	현미잡곡밥 감자두부된장국 양송이버섯볶음 표고버섯무침	콩나물비빔밥 저염양념간장 두부찜 오이무침	현미잡곡밥 가자미구이 멸치견과류볶음 다시마+초고추장
2일	현미잡곡밥 순두부국 멸치볶음 생미역무침, 연근조림	산채비빔밥 두부된장국 무고등어조림 김구이	현미잡곡밥 청국장두부찌개 다시마샐러드 호박버섯볶음
3일	흑미밥 조갯살미역국 멸치견과류볶음 건새우호박볶음	버섯덮밥 감자달걀국 조기구이 배추겉절이	현미잡곡밥 브로콜리샐러드 꽁치무조림 물미역초무침
4일	현미잡곡밥 황태콩나물국 건새우호박볶음 달걀찜	보리밥 된장찌개 멸치견과류볶음 부추겉절이	현미잡곡밥 콩나물국 황태조림 미역줄기무침
5일	호박죽 삶은달걀 채소샐러드	현미잡곡밥 소고기버섯전골 도토리묵 생채소와 쌈장	검은콩밥 배추두부된장국 생선구이 파래무침
6일	현미잡곡밥 소고기미역국 연근조림 오이무침	곤드레비빔밥 저염양념간장 생선구이 양배추된장국	현미잡곡밥 청국장두부찌개 도라지나물 다시마쌈
7일	현미잡곡밥 순두부국 멸치견과류볶음 생미역무침	산채비빔밥 버섯두부된장국 코다리무침 무생채나물	옥수수현미밥 조갯살미역국 멸치견과류볶음 콩자반

04

집중:
생각을 멈추고
내 몸에 집중하라

다이어트를 열심히 하다 보면 배가 아닌 얼굴부터 빠지는 경우가 있다. 이런 경우 주변에서는 "어디 아픈 거 아니야?" 또는 "어디 불편한 데 있어?"라고 물어본다. 무리해서 살을 빼지만, 살이 빠져도 건강해 보이지 않는다면 다이어트를 계속해야 할지 말아야 할지 마음의 갈등이 생긴다.

얼굴은 인체의 건강을 반영하는 거울이다. 얼굴 상태가 좋지 않다는 것은 건강의 균형을 잃고 있다는 신호다. 우리가 먹는 음식 속 영양소는 세포를 재생하고 조절한다. 그러나 다이어트 기간에는 음식의 종류와 섭취량에 급격한 변화가 있기 때문에 자칫 영양소의 균형을 잃기 쉽다. 무리한 다이어트로 인해 영양의 균형이 깨지면 필수영양소가 부족해지고 열량만 늘어나는 식사가 될 수 있다. 우리 몸은 칼로리를 충분히 섭취한다 해도 영양이 충분히 공급되지 않으면 굶주림 상태로 인식해 비상모드로 돌입하게 된다. 이런 경우 체내에서 소비되지 않고 남은 칼로리는 지방으로 축적되어 뱃살이 된다. 결국 영양의 균형이 깨진 다이어트는 몸의 기초대사량을 줄여 체지방을 늘리게 된다.

잘 먹어야 체지방도 제대로 뺄 수 있다. 디톡스로 깨끗해진 몸속에 충분한 영양소를 공급해야 한다. 다이어트에서 영양균형요법이란 식사에서 부족한 영양소를 보충해 세포들을 건강하게 재생하는 다이어트 식사법이다. 몸의 영양학적 필요 요구를 무시한 채 일방적으로 체중을 줄이는 다이어트는 결코 건강한 다이어트라고 할 수 없다. 우리 몸이 원하는 영양학적 요구가 만족되어야 체중을 빼는 것도 가능하다.

N단계 영양균형요법은 몸에 이로운 음식을 제대로 먹는 방법이다. 건강한 다이어트의 열매를 위해 N단계의 실천은 매우 중요하다. 우리 몸이 필요로 하는 다양한 영양소를 자신의 건강상태에 알맞게 공급해야 한다. 건강한 다이어트와 질병 예방을 위해 개발한 D·N·A 디톡스 다이어트는 우리 몸에 필요한 다양한 영양을 공급하기 위해 필요한 영양소를 복합적으로 섭취하는 것을 의미한다.

우리 몸의 항상성을 잃어버리지 않고 몸이 저항하지 않는 다이어트를 해야 한다. 즉 체중이 감소되어도 지속적인 기초에너지 대사를 유지해야 한다. 기초에너지 대사의 결정인자는 바로 근육을 유지하는 것에 달렸다. 근육이 줄어들면 기초대사량도 줄어들어 대사가 저하되며 이에 따른 대사성 질환이 생기기 쉽다. 우리의 몸은 노화가 진행됨에 따라 근육량은 줄어들고 지방이 많아진다. 결국 비만은 합병증으로 인한 심각한 건강문제를 초래하게 된다. 체중 감소와 유지를 위한 최선의 방법은 칼로리 제한에도 불구하고 지속적인 포만감을 유지하는 것이다.

우리 몸과 소통하고 협력하는 중요한 다이어트 원리로 로하이식사법(Low GI High protein; Low Hi)을 제안한다. 로하이식사법이란 탄수화물의 당 수치는 낮추고 단백질 섭취를 높이는 식사를 말한다. 즉 저당지수 탄수화물과 고단백질 식사다. 근육은 늘리고 지방은 줄여 체중을 조절하고 몸매를 아름답게 하는 식사법으로, 평생 실천할 수 있는 비만 예방 식사이자 비만 치료식이다.

로하이식사법의 첫 번째 원칙은 낮은 당지수의 탄수화물을 섭취하는 것이다. 당지수는 식품에 포함되어 있는 당질의 질적인 측면을 나타내는 지수로, 식품을 섭취한 후의 혈당반응을 같은 양의 포도당을 섭취한 후에 나타나는 혈당반응과 비교해 보여주는 수치다.

혈당지수 55 이하는 저혈당지수 식품, 55~69는 중간혈당지수 식품, 70 이상은 고혈당지수 식품으로 분류한다. 정제된 흰 빵이나 흰쌀밥의 당지수는 92~95로, 정제되지 않은 현미밥의 혈당지수(55)

보다 높다.

　우리 몸은 적정한 혈당이 유지되어야 건강한 신진대사가 진행되도록 세팅되어 있다. 당지수가 높은 탄수화물을 섭취하면 빠른 시간 내에 혈당이 오르게 된다. 과거에 비해 활동에너지양이 줄어든 지금은 여분의 당분이 지방으로 저장된다. 저당지수 탄수화물 식단은 섬유질의 양이 충분하고 혈당을 낮추어 몸이 필요한 만큼만 천천히 증가시키기 때문에 여분의 당이 체지방으로 저장되지 않는다.

　당지수가 낮은 식품일수록 혈당에 미치는 영향이 적으며 오히려 인체의 에너지 대사를 활성시킨다. 저당지수 탄수화물은 정제되지 않은 자연 그대로의 것을 말한다. 백미가 아닌 현미, 흰 밀가루가 아닌 통밀을 말한다. 도정을 거치지 않은 귀리, 보리, 메밀, 호밀, 수수, 기장 등 통곡식과 채소와 같은 자연식품에 속한다. 혈당지수가 낮은 탄수화물은 복합당 함량이 높은 식품이다. 반면 혈당지수가 높은 탄수화물은 가공식품에서 얻을 수 있는 단순당이다.

　로하이식사법의 두 번째 원칙은 단백질의 섭취량을 늘리는 것이다. 누구는 물만 먹어도 살이 찌는가 하면 누구는 세 끼 밥을 꼬박꼬박 먹고 간식까지 챙겨 먹는데도 날씬하다. 살이 안 찌는 비밀은 바로 근육량에 있다. 단백질은 근육의 원료로 기초대사량을 높여 주는 영양소다. 근육이 많은 사람은 기초대사량이 높아서 먹은 음식을 빨리 태워 에너지로 만들 수 있다. 또한 단백질은 결합조직을 구성하고, 호르몬을 만드는 원료이자 효소 생성에 도움을 주어 몸속 노폐물을 해독시킨다. 그리고 우리 몸이 약해지지 않도록 병원균, 세균으로부터 보호해 준다. 뿐만 아니라 포만감을 주는 효과가 있기 때문에 섭취하는 음식의 양을 조절할 수 있다. 식욕 조절이 가능하고 체지방을 더 쉽게 감량할 수 있으며 피부의 탄력을 유지하는 데 매우 중요한 영양소다.

몸에 충분한 영양이 공급되지 않으면 우리 몸은 근육 속의 단백질을 분해해 에너지원으로 사용한다. 근육이 손상되면 그 자리에 지방이 쌓이게 되고 기초대사량이 떨어지게 된다. 단백질은 분해되면 아미노산 단위로 흡수된다. 다이어트 중 우울증이나 신경이 예민한 사람들은 주로 리신, 트립토판과 같은 아미노산이 부족한 사람들이다. 소화하기 쉬운 단백질을 규칙적으로 섭취해 근육을 꾸준히 만드는 것이 N단계의 핵심이다.

다이어트 실패 이유는 공복감에 있다. 2012년 《American Society for Nutrition》에 발표된 논문 〈Brain Responses to High-Protein Diets〉에 의하면 단백질의 섭취는 실제적으로 에너지 흡수는 오히려 감소되고 뇌의 포만감을 유도하며 식사 횟수와 식사량이 줄어든다는 사실이 증명되었다. 결국 고함량의 단백질 섭취는 공복감을 해결하는 핵심인자가 된다.

2015년 《International Journal of Obesity》에 발표된 논문

〈The Role of Higher Protein Diets in Weight Control and Obesity-Related Comorbidities〉에 의하면 감소된 체중의 유지를 위한 단백질 및 당지수의 다이어트의 실험에서 체중이 감소된 다이어터들을 대상으로 26주 동안 감소된 체중의 요요현상을 없애기 위한 다섯 가지 식이다이어트를 처방했다.

1. 낮은 단백질 / 낮은 당지수 식이
   (A low-protein and low-glycemic-index diet)

2. 낮은 단백질 / 높은 당지수 식이
   (A low-protein and high-glycemic-index diet)

3. 높은 단백질 / 낮은 당지수 식이
   (A high-protein and low glycemic-index diet)

4. 높은 단백질 / 높은 당지수 식이
   (A high-protein and high-glycemic-index diet)

5. 대조군
   (A control diet)

총 773명의 참가자 중 약 71%인 548명이 대규모 다이어트 임상 실험을 마쳤다. 이들은 평균 11.0kg을 감량했다. 실험을 통해 단백질 함량의 증가와 낮은 당지수는 감소된 체중의 유지를 위해 매우 중요하다는 사실이 증명되었다.

그렇다면 하루 평균 필요한 단백질 섭취량은 얼마일까? 필수아미노산이 골고루 들어 있는 식품을 중심으로 체중 1kg당 1g을 섭취하는 것을 기준으로 한다. 그러나 다이어트 기간에는 체중 1kg당 1.2~1.5g을 섭취하는 것이 좋다. 예를 들어 체중 50kg 여성인 경우 하루 60~75g의 단백질 섭취를 해야 한다. 그러나 단백질을 매끼 챙겨 먹는 일은 결코 쉬운 일이 아니다. 특히 육고기를 통한 동물성 단백질의 섭취는 건강에 유익하지 못한 포화지방산의 섭취가 높아지고 장속 노폐물과 독소를 많이 생산하게 된다.

근육 만들기를 위해서는 무엇보다 운동과 질 좋은 단백질 섭취가 필요하다. 운동을 아무리 열심히 하더라도 근육의 원료인 단백질을 제대로 챙겨 먹지 못하면 근육 손실은 피할 수 없다. 요즘은 섬유질과 단백질의 하루 권장량 비율을 잘 맞춘 보충제들이 많다. 단백질 보충제는 하루 세 끼, 또는 간식으로도 간편하게 활용할 수 있으며 식사 중 부족한 단백질을 보충할 수 있는 좋은 방법이다.

2주 차 D·N·A 디톡스 다이어트 액션 플랜

1. D·N·A 디톡스 다이어트 2주 차의 핵심은 로하이식사법이다. 저당지수 탄수화물과 고단백질 식사를 통해 근육은 늘리고 지방은 줄이는 식사를 해야 한다. 184쪽의 식단표를 참고하라.

• 통째로 먹어라. 식사는 저당지수 탄수화물인 통곡식 혹은 잡곡식으로 된 밥으로 준비한다. 현미와 같은 통곡류, 과일이나 채소는 껍질째 먹어야 한다. 껍질에 있는 섬유질은 흡수가 느려 당지수가 천천히 올라가며 장에서 유익균들의 먹이가 되어 정장작용에 도움을 준다. 정제된 밀가루, 쌀가루 등은 흡수가 빨라 혈당을 급격하게 상승하게 하므로 피하는 것이 좋다.

• 단백질을 수시로 섭취하라. 생선, 포화지방이 적은 육류, 콩, 두부, 버섯, 달걀을 아침, 저녁으로 최소 2회 섭취한다. 챙겨 먹기 어려울 경우 1회당 최소 20g의 단백질 분말을 하루 2~3회 섭취한다.

2. 아침 식사는 반드시 한다. 영양소가 들어와야 우리 몸이 제대로 작동한다. 아무리 바빠도 간단하게라도 반드시 섭취해야 한다. 에너지가 고갈된 상태에서는 신진대사를 복구하기 어렵다.

3. 공복감을 느낄 때면 물을 마신다. 혹은 디톡스차(옥수수차, 레몬차, 생강차, 녹차, 로즈 힙, 히비스커스, 레몬그라스, 레몬버베나)를 수시로 마신다. 포만감이 쉽게 꺼지지 않아 배고픔 신호를 이겨낼 수 있다.

4. 아침 쾌변을 즐겨라. 아침 5~7시는 대장운동이 가장 활발한 황금타임이다. 규칙적인 식사가 쾌변을 부른다.

5. 걷기, 조깅, 수영, 계단 오르기, 줄넘기, 자전거타기 등 하기 쉽고 오래 할 수 있으며 자신이 좋아하는 유산소운동을 선택하라. 반드시 스트레칭 같은 준비운동으로 서서히 근육의 온도를 높여 주어야 본 운동을 할 때 무리가 없으며 효과도 좋다. 근육을 풀어 주는 마무리운동도 반드시 해야 한다.

한꺼번에 하는 운동은 폭식과 마찬가지로 몸의 균형을 깨지게 한다. 일주일에 4~5회 규칙적으로 꾸준히 하는 것이 좋다. 2주 차는 근육을 발달시키고 몸에 축적된 지방을 배출하는 습관을 형성하는 데 매우 중요한 시기다. 가벼운 스트레칭으로 시작해 유산소운동과 함께 고강도 근육운동을 시작한다. 근육운동은 수축과 이완이 반복되기 때문에 에너지 소모에 도움이 된다. 근육이 늘어날수록 지방을 연소하는 기능이 더 강화된다.

6. 하루 7시간 이상 숙면을 취한다. 밤 12시 이전 취침을 추천한다. 이것이 어려우면 가벼운 오침도 좋다. 숙면은 인체의 해독시간이다.

몸의 건강을 무시한 채 일방적으로 체중을 줄이는 다이어트는 결코 성공할 수 없다. 건강한 다이어트의 열매를 위해서 몸에 이로운 음식을 제대로 먹어야 한다. 로하이식사법은 우리 몸이 필요로 하는 다양한 영양소를 자신의 건강상태에 알맞게 공급하기 위한 건강다이어트다.

N단계인 영양균형요법은 질병 예방과 건강 증진을 위해 개발한 건강 칵테일요법을 체계화한 것이다. 균형 잡힌 식사는 부작용이 없는 비만 치료제다. 체중을 빼는 것도, 체중을 늘리는 것도 모두 우리 몸이 원하는 영양적 요구를 충족시켰을 때 가능하다. 지금부터 비우고 채우는 로하이식사를 해야 한다.

2주 차 D·N·A 디톡스 다이어트 주간 레시피			
	아침	점심	저녁
1일	현미잡곡밥 버섯된장국 두부찜 콩나물파래무침	보리밥 된장찌개 멸치견과류조림 부추겉절이	현미잡곡밥 버섯전골, 뱅어포 달걀조림, 김치 생채소와 쌈장
2일	통밀빵 저지방우유 달걀프라이 양상추샐러드	콩나물비빔밥 두부된장국 생선구이 생채소와 쌈장	현미잡곡밥 청국장찌개 파래무침 도라지나물
3일	검은콩밥 버섯된장국 무나물 파래무침	현미잡곡밥 김치두부찌개 생선구이 고추잎무침	현미잡곡밥 버섯된장국 두부조림 파래무침
4일	삶은 고구마 저지방우유 삶은 달걀 과일샐러드	현미잡곡밥 미역국 두부부침 건새우호박볶음	현미잡곡밥 배추된장국 연근조림 부추겉절이
5일	현미잡곡밥 대구지리탕 연두부＋양념장 새우버섯볶음 풋고추조림	흑미밥 소고기버섯전골 멸치견과류볶음 생채소와 쌈장	현미잡곡밥 감자국 가자미구이 다시마＋초고추장
6일	통밀빵 저지방우유 달걀프라이 양상추샐러드	곤드레비빔밥 저염양념간장 배추된장국 생선구이	현미잡곡밥 순두부국 멸치볶음 생미역무침
7일	현미잡곡밥 순두부국 멸치볶음 생미역무침	산채비빔밥 버섯두부된장국 코다리무침 무생채나물	검은콩밥 조갯살미역국 멸치견과류볶음 건새우호박볶음

05

감량:
디톡스로 몸도 마음도
가볍게 하라

60대에도 아가씨처럼 젊어 보이는 사람들이 있는가 하면 40대인데도 할머니 같다는 소리를 듣는 경우가 있다. 노화란 눈에 보이는 그대로 피부 탄력이 떨어지고 모발이 손상되고 피로가 누적되어 있는 몸 상태를 말한다. 살이 찌면 세포 속 에너지대사가 원활하지 못해 나이에 상관없이 노화가 촉진된다. 수많은 독소와 영양의 불균형으로 인해 신진대사작용이 원활하지 못해 세포에 에너지가 제대로 전달되지 못하면 우리 몸의 노화는 급격하게 찾아온다. 세포가 노화하면 노폐물이나 세균을 제거하는 능력이 떨어지게 된다. 이러한 상황이 지속되면 각종 질병이 발생한다.

음식을 많이 섭취해도 살이 찌지 않는 경우는 몸속 노폐물과 지방을 소모하는 체내 지방연소시스템이 잘 가동되고 있기 때문이다.

신진대사가 촉진되어야 지방을 잘 태울 수 있다. 신진대사가 복구되는 단계에서는 체중이 제자리에 있을 수 있다. 신진대사 활동의 목표는 인체의 해독작용과 영양의 흡수가 잘 진행될 수 있도록 복구하는 일이다. 신진대사를 복구하는 D와 N단계는 우리 몸의 효소, 호르몬, 세포의 재생과 회복을 돕고 질병을 예방하는 중요한 단계다. 그리고 그다음으로 이어지는 A단계에서 신진대사를 촉진한다.

신진대사 촉진이란 몸속의 신진대사 기능을 최상의 상태로 끌어올리는 것을 의미한다. 신진대사가 촉진될 때 비로소 체지방의 분해가 잘 이루어진다. 적게 먹으면 살이 빠지지만 그보다 더 중요한 것은 신진대사를 촉진시켜 얼마나 체지방을 연소시키느냐에 달렸다.

D·N·A 디톡스 다이어트의 세 번째 A단계는 신진대사를 촉진해 체지방 분해와 항노화를 목표로 한다. 이 시기는 빠른 체중 감량 단계로, 내장지방과 체지방을 신속하게 배출하고 태운다. A단계를 통해 체지방이 쌓이는 식사습관을 버리고 신진대사를 높이며 체지방 분해와 연소를 늘리는 식사습관을 정착시켜야 한다. 독하게 살 빼는 것이 아니라 건강한 다이어트를 완성해야 한다.

활성산소는 비만과 세포 노화의 주범 중 하나다. 체내에 지방이 많아지면 호르몬 과다 분비로 대사 교란이 일어나기 때문에 염증과 활성산소가 늘어난다. 살이 찌면 마른 사람에 비해 섭취하는 영양소가 많고 그만큼 소모되는 에너지의 양도 많기 때문에 에너지대사가 많을 수밖에 없다. 그 결과 체내 활성산소가 증가하면 마른 사람보다 노화가 빨라질 수 있다. 과식으로 에너지가 과도하게 남아도는 식생활을 지속하면 이로 인해 활성산소가 발생해 세포와 각 조직에 나쁜 영향을 준다. 활성산소는 과식, 육식, 불규칙한 식생활에서 발생되니 식습관과 생활습관을 조금만 바꿔도 그 발생량을 줄일 수 있다.

활성산소는 화학반응이 매우 높다. 즉 주변의 다른 분자들과 쉽게 결합할 수 있다는 것을 의미한다. 활성산소는 주변에 있는 어떤 성분과도 즉각적으로 결합반응을 일으킨다. 이런 반응이 효소에 발생하면 효소는 변성되어 그 활성을 잃고 체내 신진대사를 저하시키며, 지방성분과 반응하면 지방성분은 산패되어 독성물질로 전환되거나 세포를 파괴한다.

산화스트레스(oxidative stress)란 활성산소에 의해 세포나 조직이 손상 및 파괴되는 현상이다. 체내 세포와 조직이 손상을 입게 되면 인체의 노화가 촉진된다. 유전자는 활성산소와 결합하면 변이되어 세포가 사멸하거나 돌연변이가 발생해 세포의 암화를 촉진한다. 심지어 동맥경화, 당뇨병, 아토피성 피부염, 백내장, 류머티스 관절염, 피부질환, 치매, 간질환과 같은 각종 질병을 초래한다.

산소의 불완전한 형태인 활성산소는 신체 내에서 중요한 독성물질 가운데 하나다. 외부환경도 독소지만 몸속에서 일어나는 산화작용인 노화와 염증도 모두 인체 독소들이다. 독소를 해결하기 위해 몸속 조절기능을 회복하는 다이어트를 해야 한다. 활성산소는 단순히 신체 노화를 촉진하는 것을 넘어서 각종 비만과 질병의 원인이기 때문에 활성산소의 공격을 효율적으로 차단하는 것은 매우 중요하다.

우리 몸은 활성산소로부터 신체가 손상되지 않도록 억제하는 방어시스템을 보유하고 있다. 이를 항산화시스템이라고 한다. 그러나 활성산소의 독성을 내부에서 지속적으로 방어할 수 있을까? 활성산소는 외부 오염물질 스트레스와 과도한 운동으로 인해 다량으로 발생하기 때문에 평소 인체 내부의 항산화시스템으로는 처리가 불가능하다. 우리 몸에서 매일 발생하는 활성산소의 독성은 인체 내부의 항산화제가 완전히 방어할 수 없다. 생명을 유지하는 동안 활성산소 자체가 지속적으로 발생하기 때문에 반드시 외부에서 항산화제가 공급되어야 한다.

항산화제란 활성산소로부터 인체의 손상을 막아주는 물질을 의미한다. 해독을 위해 항산화작용에 도움이 되는 영양소를 적극적으로 섭취해야 한다. 항산화 비타민은 신진대사를 촉진하는 효소들의 활성을 촉진하기 때문에 체중 감량은 물론이며 부족하기 쉬운 영양소를 보충할 수 있는 좋은 방법이다. 다이어트 중에는 항산화 영양소인 비타민과 미네랄을 평소보다 더 많이 섭취해야 한다. 영양소 섭취는 항상성인 체중 조절시스템을 정상적으로 회복시키는 데도 매우 중요하다. 특히 호르몬과 신진대사의 기능을 활성화시켜 몸속 산화스트레스로 인한 염증의 진행과 비만을 제어할 수 있다. 항산화 영양소의 섭취는 다이어트를 위해 선택이 아니라 필수다. 그렇다면 항산화 영양소는 어떻게 섭취해야 할까?

첫째, 최대한 자연 그대로 먹어라. 채소와 과일이 건강에 좋다는 것은 상식이다. 하지만 화학물질만 추출해 합성해서 섭취하기보다는 자연 그대로 먹는 것을 원칙으로 해야 한다. 세포 건강을 챙기기 위해 가장 중요한 것이 식생활 개선이다. 폭식, 과식, 야식, 음주 등 잘못된 식습관은 세포 건강에도 악영향을 미친다. 과식과 야식 위주의 식습관, 육류 위주 과잉섭취는 소화기관은 물론 세포를 아프게 만드는 지름길이다. 소화과정에서 발생하는 활성산소가 세포를 더 병들게 한다. 세포가 원하는 음식을 찾아서 먹어야 한다. 그 대표적인 음식이 바로 식물영양소다.

식물영양소는 채소와 과일이 동식물과 자외선으로부터 자신을 보호하기 위해 스스로 만든 방어물질이다. 이는 인체에 해로운 활성산소를 막아 주고 손상된 세포를 재생시켜 각종 질병과 노화를 방지해 준다. 식물영양소를 그대로 섭취하면 건강의 기본 세포를 튼튼하게 관리할 수 있다. 식물에 들어 있는 파이토케미컬은 식물의 뿌리, 잎, 줄기, 열매에서 만들어지는 생리활성을 나타내는 물질이다. 파이토케미컬은 우리 몸을 처음 상태로 돌려놓으며 활성산소로부터 우리 몸을 보호한다. 그래서 식물영양소가 풍부한 과일이나 채소를 자주 챙겨 먹는 것이 좋다.

둘째, 골고루 섭취하라. 2004년《Journal of Nutrition》에 발표된 논문 〈Potential Synergy of Phytochemicals in Cancer Prevention〉에 의하면 오렌지, 사과, 포도, 블루베리와 그 네 가지 혼합물에 대해 용량별로 항산화 활성도를 측정했더니 오렌지, 사과, 포도, 블루베리를 각각 한 가지씩 섭취할 때보다 1/4씩 함께 섭취할 때 항산화작용이 월등하게 높아진다는 사실이 밝혀졌다. 한 종류를 많이 먹는 것보다 여러 종류를 골고루 조금씩 먹으면 건강 증진에 있어서 폭발적인 상승작용을 기대할 수 있다. 이러한 항산화제는 단일 성분보다 천연물이 더 유용하다. 인체의 항산화 능력은 단지 하나의 성분에 의해 이루어지는 것이 아니라 수많은 항산화 성분 간의 유기적인 관계로 상승 효과를 발휘하게 된다.

A단계의 세포활성다이어트는 신진대사를 촉진해 체지방을 분해하고 항산화기능을 강화해 식사습관을 정착시키는 다이어트다. 건강한 다이어트의 완성은 A단계에서 이루어진다. 3~4주 차 D·N·A 디톡스 다이어트 레시피(193쪽, 194쪽 참고)를 통해 독소를 비우고 근육을 채우며 체지방을 잡아 주는 건강한 식습관을 만들어 보자.

1. 항산화 능력을 높일 수 있는 영양관리를 해야 한다. 항산화 영양소는 식물이 가지고 있다. 그래서 자연식품을 별도로 보충하면 더욱 좋다. 식사를 통해 자연식품 섭취가 충분하지 않다고 느낄 때는 항산화 영양제를 섭취하는 것도 좋다. 오메가-3, 비타민, 미네랄, 효소, 섬유질, 유산균 보충제를 하루 1~2회 섭취한다.

2. 매끼 로하이식사를 해야 한다. 어려울 때는 최소 20g씩 고농축 단백질 분말을 섭취한다. 단, 동물성 단백질보다는 식물성 단백질을 추천한다.

3. 점심과 저녁에는 잡곡밥 또는 비빔밥으로 섭취하며 반찬과 국은 건더기 위주로 섭취하고 그다음에 밥을 먹는다.

4. 하루 2리터 이상의 물 혹은 디톡스차를 수시로 마신다.

5. 운동도 단계가 있다. 첫 단계는 가볍게 스트레칭을 한 후 하루에 30분 이상 산책, 걷기, 수영, 자전거타기로 유산소운동을 한다. 두 번째 단계는 고강도 웨이트트레이닝으로 강도 높은 근육운동을

해야 한다. 세 번째 단계에서는 스트레칭을 통해 몸과 마음의 긴장을 풀어준다.

6. 아침 쾌변을 위해 규칙적인 식사를 해야 한다.

7. 하루 7시간 이상 숙면을 취한다.

다이어트는 살아오면서 잘못 길들여진 우리 몸을 원상태로 되돌리는 작업이다. 우리의 몸은 청결한 상태로 태어나지만 자라면서 오염된다. 우리의 몸이 처음 상태로 돌아가는 건강한 다이어트를 성공하기 위해서는 식단관리와 운동습관의 혁명이 필요하다. 특히 평생 동안 인체 내에서 불필요하게 활성산소가 발생되지 않도록 평소 항산화 관리를 해야 나잇살을 제거할 수 있다. 약해진 인체시스템을 활성화하고 생활습관 개선으로 비만의 원인을 제거해야 한다.

세포가 건강하려면 먹는 것부터 관리하자. 세포 스스로 자생력을 가질 수 있도록 식습관이 개선되어야 한다. 건강한 세포는 피로회복 속도를 급격히 향상시키고 피부 재생을 활성화시키는 역할을 한다. 건강한 체중과 체지방을 함께 지켜나가는 것은 내 몸을 위한 최고의 다이어트다. 건강한 체중과 체지방을 지켜나간다면 우리 몸은 좀처럼 병이 들거나 아프지 않다. 비만한 체형을 바꾸는 것보다 더 강력한 힘은 비만 습관을 바꾸는 것이다.

	아침	점심	저녁
3주 차 D·N·A 디톡스 다이어트 주간 레시피			
1일	현미잡곡밥 무북어탕 두부조림 풋고추조림	흑미밥 생선구이 시금치나물 도토리묵	보리밥 청국장찌개 숙주나물 생선구이
2일	현미잡곡밥 달걀만두국 잔멸치조림 콩나물무침	검은콩밥 생태찌개 건새우호박나물 파래무무침	검은콩밥 두부된장찌개 미역줄기초고추장무침 오이소박이
3일	현미잡곡밥 시금치된장국 콩자반 물미역무침	보리밥 꽃게된장찌개 생선구이 다시마쌈	현미잡곡밥 참치김치찌개 버섯호박볶음 도라지무침
4일	현미잡곡밥 두부된장국 풋고추멸치볶음 돌나물나박김치	보리밥 우거지된장찌개 두부조림 파래무침	강낭콩밥 대구지리탕 부추겉절이 열무김치
5일	현미잡곡밥 모시된장국 다시마무침 양상추샐러드	채소비빔밥 우거지된장찌개 생미역초고추장무침 뱅어포구이	흑미밥 버섯된장국 고등어김치조림 쑥갓나물
6일	현미잡곡밥 시금치된장국 청포묵무침 달걀찜	곤드레나물비빔밥 도토리묵무침 생선구이 열무김치	현미잡곡밥 조갯살미역국 건새우호박볶음 시금치나물
7일	현미잡곡밥 해물순두부찌개 오이소박이 잔멸치볶음	콩나물비빔밥 양념장 뱅어포구이 상추겉절이	현미잡곡밥 배추두부된장국 우엉채조림 버섯양파볶음

193

	아침	점심	저녁
4주 차 D·N·A 디톡스 다이어트 주간 레시피			
1일	흑미밥 배추된장국 다시마쌈 + 쌈장 두부조림	현미잡곡밥 콩나물국 생선구이 부추오이소박이	보리밥 느타리버섯국 우엉양념구이 파래·무초무침
2일	현미잡곡밥 시금치된장국 달걀말이 콩나물무침	보리밥 조갯살미역국 생선구이 파래무침	현미잡곡밥 콩나물국 깻잎찜 닭가슴살샐러드
3일	현미잡곡밥 소고기무국 연근조림 미역줄기무침	현미밥 콩비지찌개 김무침 깻잎찜	완두콩밥 두부탕 표고버섯무침 도라지오이생채나물
4일	흑미밥 북어달걀국 무나물 부추감자채볶음	보리밥 참치김치찌개 청경채된장무침 알감자조림	현미잡곡밥 무고등어조림 청경채채소볶음 미역줄기무침
5일	현미잡곡밥 배추된장국 두부조림 오이소박이	현미잡곡밥 봄나물된장찌개 생선구이 느타리버섯무침	현미잡곡밥 시금치된장국 갈치무조림 콩나물무침
6일	현미잡곡밥 대구지리탕 메밀묵무침 건새우호박볶음	보리밥 순두부찌개 조기구이 다시마쌈 + 쌈장	현미잡곡밥 버섯두부된장국 우엉양념구이 미역·오이초무침
7일	현미잡곡밥 연두부탕 느타리버섯볶음 콩자반	콩나물비빔밥+양념장 시금치조개된장국 생선구이 오이소박이	현미잡곡밥 청국장찌개 냉이나물 도라지·오이초무침

06

지속:
몸이 건강해지는
기분을 느껴라

다이어트를 반복해서 실패한다면 분명한 이유가 있다. 오로지 자신의 의지에만 문제가 있다고 자책하기보다는 다이어트 전략을 제대로 파악해야 한다. 누구나 다이어트를 시작할 때는 거창한 계획을 가지고 있다. 그러나 다이어트는 계획만 세운다고 다가 아니다. 제대로 된 방법을 알고 올바르게 실천해야 한다. 다이어트의 속도보다 더 중요한 것은 방향성이다. 몸의 리듬을 깨지 않으면서 올바른 다이어트 방법이 습관이 될 때 얼마든지 원하는 목표를 이룰 수 있다. 다이어트 계획은 수시로 바뀔 수 있으나 제대로 된 방법은 다이어트의 평생습관을 만들 수 있다.

10일에 5kg 또는 한 달에 10kg 이상 체지방을 감량하기란 실제로 불가능하다. 사실 체지방을 1kg 감량하기 위해서는 최소

8,000kcal 정도의 에너지를 소모해야 하다. 다이어트는 인내와 끈기를 가지고 천천히 지속해야만 좋은 결과를 얻을 수 있다. 건강한 다이어트를 통해 우리 몸을 정화시키고 균형 잡힌 영양을 공급하면 세포의 보수, 재생이 원활히 정상적으로 이루어져 각 조직과 기관의 시스템의 고유기능이 회복된다.

D·N·A 디톡스 다이어트란 해독을 통해 비만과 각종 성인병의 원인이 되는 과잉체지방, 노폐물과 독소, 숙변을 제거해 체내의 환경을 깨끗하게 만들어 정상적 세포 재생과 조절작용을 원활하게 만들어 주는 다이어트 방법이다. 이로 인해 지방의 연소가 촉진되며 항산화작용을 통해 인체의 균형을 지속적으로 조절해 최적의 상태를 유지하는 다이어트 프로그램이다. 내 몸속 비만환경을 D·N·A 디톡스 다이어트 시스템으로 바꾸어야 한다.

에너지 보존의 법칙에 따라 적게 먹고 많이 움직이면 살은 빠진다. 하지만 매번 다이어트에 실패하는 이유는 몸보다 마음이 급하기 때문이다. 다이어트는 장기 마라톤이다. 성공적인 다이어트는 단기간에 얼마나 많이 살을 뺐는가보다는 빠진 체중을 얼마나 지속적으로 잘 유지하느냐에 달렸다.

지금 살이 잘 빠질 만한 방법으로 최선의 노력을 다하고 있는가? 과정과 노력에 드는 시간을 무시하고 결과만 얻기를 기대해서는 안 된다. 단기간에 살을 빼고 요요현상을 겪고 싶지 않다면 습관을 교

정해야 한다. 습관을 지배하면 우리의 삶도 통제할 수 있다. 자신도 모르게 체중이 증가할 때마다 D·N·A 디톡스 다이어트를 실천하면 된다. D·N·A 디톡스 다이어트는 일시적인 다이어트 전략이 아니다. 몸의 해독과 영양에 균형을 맞춘 자연의 법칙을 이용한 건강한 다이어트 습관이다.

욕심을 내서 한 번에 커다란 성공을 바라다가 실패를 경험하면 좌절로 이어진다. 큰 꿈과 목표만 설정하고 실행력이 뒷받침되지 않으면 허상으로 돌아간다. 작은 목표를 설정하고 그 목표를 성취하면 이미 성공을 거둔 것이다. 이런 작은 성공들이 누적되면 결국 커다란 성취감으로 이어진다. 큰 꿈을 꾸되 작게 실천하라. 작은 행동들이 모여 큰 꿈을 이룰 수 있다. 성공으로 이어지는 진정한 방식은 지속적인 행동에서 나온다.

다이어트도 이와 같다. 지속성이 있어야 습관이 만들어지고 형성된 습관을 통해 원하는 결과를 얻을 수 있다. 이러한 작은 습관을 형성하기 위해서는 기록을 하거나 알람을 맞추어 놓아야 한다. 이 방법은 습관을 시행하기 훨씬 수월하다.

D·N·A 디톡스 다이어트 일지(200쪽 참고)를 작성하는 것은 자가 점검이 되며 작은 습관을 만들어가는 촉진제가 된다. D·N·A 디톡스 다이어트 일지를 통해 하루 생활습관을 점검해 보자. 단순하지만 매우 효과적이다.

비만 역시 습관의 결과물이다. 그러나 다이어트를 시작할 때 사람들은 한 번에 빠른 변화를 기대하며 조급한 마음으로 시작한다. 변화에는 충분한 시간이 확보되어야 하며 이 변화 가운데 잘못된 습관을 새롭게 교정할 수 있다. 일회성으로 하는 다이어트가 아닌 평생 이어갈 수 있는 건강한 습관으로 자리 잡아야 한다. D·N·A 디톡스 다이어트가 습관이 되면 손상된 신진대사 기능을 복구하고 촉진하며 적정 체중을 유지하고 건강까지 되찾을 수 있다.

운동만으로는 체중 감량을 이룰 수 없고 음식 조절을 잘해도 금주를 실천하지 못하면 역시 다이어트에 실패한다. 좋은 사람들과 대화하며 식사를 하는 것도 매우 중요하다. 그런데 다이어트에 손발이 묶여 먹는 즐거움을 포기할 수 없는 일이다. 다이어트를 내가 좋아하는 것을 포기하거나 버리는 것이 행동이라고 생각하면 괴롭고 힘겨운 여정이 된다. 다이어트에도 새로운 발상의 전환이 필요하다. 다이어트를 내 인생의 새로운 변화라고 생각해 보자.

다이어트는 즐겁고 편해야 한다. 내 몸의 리듬을 잘 타야 한다. 식생활은 단순히 영양 공급만을 위한 것이 아니다. 심리적인 부분을 만족시켜 주고 대인관계를 풍요롭게 만들어 준다. 그래서 어렵거나 환경의 제약을 받으면 다이어트를 쉽게 포기하게 된다. 다이어트 프로그램은 쉽고 간편해야 어디서나 즐겁게 할 수 있다.

비만을 해결하기 위해 약물치료나 지방흡입 시술을 할 것이 아니라 비만을 초래하게 된 자신의 생활습관과 환경을 우선적으로 개선해야 한다. D·N·A 디톡스 다이어트 시스템을 통한 건강한 다이어트 습관이 정착되어야 한다. 체중 감량을 위해서는 다이어트 기간보다 원칙에 집중하라.

D·N·A 디톡스 다이어트 일지 (샘플)

년   월   일

현재		목표	
신 장:	cm	신 장:	cm
체 중:	kg	체 중:	kg
체지방:	%	체지방:	%

4주 후 →

식이요법

아침	: 바나나 한 개, 우유 한 잔
점심	: 돌솥비빔밥, 달걀국
간식	: 커피 2잔, 비스킷 5조각
저녁	: 생채소 쌈밥정식, 사과 한 개

디톡스 습관

소화 : ☐잘됨 ☐잘 안 됨 ☑더부룩함

배변 : ☐정상 ☑변비 ☐설사 ☐변비/설사 교대로

스트레스 강도 : ☐1 ☐2 ☑3 ☐4 ☐5

운동

운동 1 : (산책)운동을 (50)분

운동 2 : (다리 스트레칭)운동을 (10)분

수면

수면시간 : 전날 밤 10 시 30 분 ~ 새벽 6 시 00 분

낮잠시간 : 오늘 낮 12 시 30 분 ~ 오늘 낮 12 시 50 분

체온

☐36.5℃ 이하   ☐36.5℃   ☑36.5 ℃ 이상

07

유지:
D·N·A 디톡스 습관으로
깨끗한 상태를 유지하라

체중이 줄어들기 시작하면 주변 사람들이 가장 먼저 알아본다. 거울에 비친 자신의 모습을 감상해 보자. 날씬한 허리와 매끈한 피부 그리고 탄력적인 몸매가 보일 것이다. 뿐만 아니라 체력은 더 튼튼해지고 활력이 넘치는 자신의 모습이 보일 것이다.

30대 직장인 유현선 씨는 무거운 몸 때문에 걱정이 이만저만이 아니었다. 회사 업무가 갑자기 늘어나 야근이 계속되다 보니 스트레스 때문에 폭식과 야식이 습관화되었고 제대로 운동할 시간도 없이 앉아서 일만 하느라 고스란히 살이 되었던 것이다. 그러나 현선 씨는 6kg 정도 감량해 당당히 55사이즈의 날씬한 몸매를 자랑하고 있다. 현선 씨가 처음에 다이어트를 한다고 했을 때 주변에서는 얼마나 가겠냐며 비웃었지만 꾸준히 노력한 결과 두 달 만에 6kg을 감량할 수 있었다. 체중을 감량한 지 3년이 지났지만 꾸준하게 유지하고 있다. 현선 씨는 주변의 시선도 달라지고 무엇보다 예쁜 옷을 마음껏 입을 수 있게 된 것이 가장 기쁘다고 말했다.

현선 씨는 다이어트를 위해 따로 운동할 시간을 내기 어렵다 보니 먹는 것을 줄이는 방법밖에 없었다. 그녀가 선택한 다이어트 방법은 바로 D·N·A 디톡스 프로그램이었다. 하루 세 끼 다이어트 식단도 고단백, 저탄수화물로 구성했다. 아침에는 단백질이 많은 음식인 두부와 달걀, 그리고 낮은 칼로리 음식인 과일, 채소 등으로 구성했으며 평소 로하이식사를 즐겼다. 또 하루 2리터의 수분을 섭취하기 위해 커다란 개인 물병을 가져다 놓고 수시로 마셨다. 현선 씨가 감량된 체중을 꾸준히 유지할 수 있었던 이유는 바로 디톡스 습관을 만들었기 때문이다.

당신도 4주 동안 변화된 자신의 모습을 살펴보라. 생각과 행동이 어떻게 바뀌었는지, 그때 기분은 어떠했는지 곰곰이 생각해 보라. 4주 디톡스 다이어트는 다이어트의 중요한 전환점이 될 수 있다. D·N·A 디톡스 다이어트에 익숙해지면 어떠한 음식을 섭취하더라도 살을 뺄 수 있다는 자신감이 생기고 다이어트가 편해진다. 영양의 균형상태와 신체리듬이 회복되고 몸이 해독되어 몸이 가벼워지는 것을 느낀다. 달고 자극적인 맛으로부터 자유로워지며 몸에 해로운 예전의 생활방식으로 다시 돌아가고 싶지 않다. 몸의 세트포인트가 회복되고 최상의 컨디션을 되찾게 된다.

비만과의 전쟁은 아직도 해결되지 않고 오히려 비만과 질병이 증가하는 추세다. 많은 다이어트 방법들이 새롭게 등장하지만 좀처럼 성공하기 쉽지 않다. 사람들은 단식이나 운동, 약물요법처럼 외부적인 다이어트 방법에는 관심을 가진다. 그러나 체중 감량 이후의 관리와 유지에 대한 부분은 소홀하다. 그래서 체중 감량 후 과거의 일상으로 돌아가게 되면 회복되었던 신진대사 기능도 균형을 잃어버린다. 그러다 보니 정작 자신의 마음과 생각과 행동을 조절해 주는 생활습관도 놓치고 있다. "변화의 진정한 가치는 그 변화가 오래 지속될 때 드러난다."라는 토니 로빈스의 말처럼 건강한 다이어트는 체중 감량이 목표가 아니라 감량된 체중을 유지하는 데 목표를 두어야 한다.

다이어트를 중도에 포기하는 사람들은 체중계 숫자를 내리는 것에만 예민하게 초점을 맞추고 있다. 실패하는 다이어트의 반복에서 벗어나려면 자신만의 다이어트 습관을 찾아야 한다. 자신의 체형은 자신의 습관으로 만들어진 결과물이다. 규칙적인 습관으로 과체중을 예방할 수 있다. 또한 장기적으로 요요현상을 막기 위해서는 습관을 바꿔야 한다. 다이어트의 실패는 유전적인 원인보다는 잘못된 생활습관에서 찾아온다는 것을 잊지 마라.

더 이상 다이어트 기간과 승부하지 마라. 짧게 하더라도 제대로 원칙을 이해하고 몸속에 D·N·A 디톡스 시스템을 만들면 다이어트

기간과 전쟁을 하지 않아도 된다. 그래서 나는 4주간의 디톡스 습관을 집중적으로 제안하고 있다. 원칙이 습관이 되면 일상생활이 곧 다이어트가 된다. 습관을 유지하면 파티나 뷔페에서 식사를 한다고 해도 급격하게 체중이 증가하지 않는다. 습관을 바꾸지 않으면 약물과 수술요법 같은 외부의 도움을 받는다 해도 제대로 효과를 발휘하기 어렵다.

소문난 맛집에 가서 맛있는 음식을 먹는 재미란 결코 포기할 수 없다. 혹독한 다이어트로 이런 욕망을 평생 동안 억제하며 산다면 얼마나 괴로운 삶일까? 그러나 D·N·A 디톡스 다이어트 습관으로 내 몸의 시스템을 만들어 놓는다면 이런 유혹을 받아도 세트포인트는 흔들리지 않는다. 식생활에 변화가 생기면 가공식품에 대한 선호도가 변화하게 되며, 이로운 음식의 맛에 익숙해지면 가공식품에 대한 선호 또한 바뀐다.

D·N·A 디톡스 다이어트가 자신의 기존 생활방식과 많이 달랐다면 몸이 익숙해지는 기간이 더 필요할 수도 있다. 이런 경우 프로그램을 한 번 더 가동시켜라. 이미 한 번 D·N·A 디톡스 다이어트를 진행했기에 2회 차에서는 훨씬 더 빠른 효과를 기대할 수 있다. 그리고 그렇게 어렵게 복구한 신체리듬을 잘 유지해야 한다.

다이어트를 시작하면 뭔가 큰 변화를 주어야 할 것만 같다. 하지만 그것은 우리 몸에 더 큰 압력이 될 수 있다. 큰 행동이 아닌 작은 변화가 다이어트 성공을 결정한다. 지금 자신의 모습은 과거에서부터 지금까지 이어져온 작은 습관들이 모여 만들어진 결과물이다. 그래서 갑자기 라이프스타일을 바꾸면 인체는 강력한 거부 반응을 일으키게 된다. 하지만 작은 변화라면 몸에서 일어나는 거부반응을 줄일 수 있다. 결국 우리를 변화시키는 것은 작은 습관들이다. 나 역시 자연식 위주의 로푸드를 지속적으로 섭취하다 보니 사소한 습관이 변화해 입맛과 기호도도 바뀌게 되었다. 많이 먹으나 적게 먹으나 일정하게 체중을 유지하고 있다. 이것이 바로 습관의 힘이다.

살이 빠지면 최소 3개월은 유지할 수 있다. 그러나 습관이 무너지면 나태해진다. 환경의 유혹에 흔들리는 삶이 아니라 이로운 습관으로 삶의 목적을 가지고 분별해 주도적으로 살아가야 한다. D·N·A 디톡스 다이어트를 통해 균형 잡힌 삶을 배우고, 보다 건강하고 풍성한 삶이 되길 바란다.

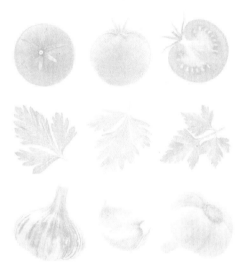

DETOX DIET

내 몸이 원하는
다이어트를 하라

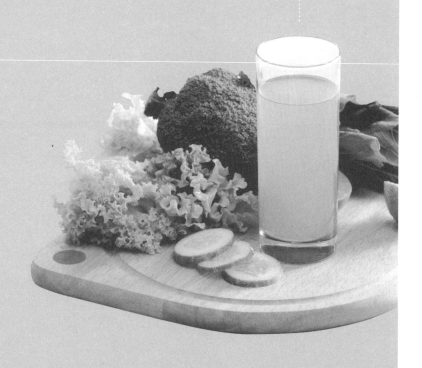

01

건강한 다이어트는
건강한 습관에서 온다

《아웃라이어》의 저자 말콤 글래드웰은 성공의 기회를 발견해 그것을 자신의 것으로 만든 사람을 '아웃라이어'라고 말했다. 또한 진정한 전문가가 되기 위해 필요한 것은 바로 '1만 시간'이라고 했다. 자기 분야에서 최소한 1만 시간 동안 노력한다면 누구나 아웃라이어가 될 수 있다는 것이다. 1만 시간이란 매일 하루도 빼놓지 않고 3시간씩 연습한다고 가정했을 때 10년을 투자해야 하는 시간이다. 복잡한 업무를 수행하는 데 필요한 탁월성을 갖추기 위해서는 최소한의 연습시간을 확보해야 한다. 이럴 때 비로소 우리 뇌가 그것을 인식하며 습관으로 자리 잡는다. 다이어트도 이와 마찬가지다. 짧은 시간의 성과로 성공 가능성 여부를 판단하지 말고 지속적인 생활이 된다면 분명 목표하는 성과를 기대할 수 있다.

나는 지난 20년간 수많은 다이어터들을 만나면서 다양한 실패와 성공사례를 경험했다. 단기간 무리하게 다이어트를 하면 인체는 급격한 변화를 거부하고 원래의 체중으로 돌아가기 위해 몸부림을 친다. 그 결과 요요현상이 찾아오며 과체중으로 이어진다. 그러나 작은 습관의 변화는 그 거부반응의 폭을 줄여 준다.

다이어트의 핵심은 건강을 오랫동안 유지하는 것이다. 그렇지 못하다면 에너지 낭비일 뿐만 아니라 몸의 항상성까지 무너지며 요요현상과 더 큰 질병을 키우게 된다. 우리 인체의 유기적인 시스템을 잘 이해해야 한다. 부분을 보지 말고 전체를 보아야 한다.

성공하는 다이어트를 위한 건강한 습관은 무엇일까? 나는 다이어트 상담을 할 때 반드시 몸이 가벼워지는 여덟 가지 디톡스 습관을 제안한다.

첫째, 마음 디톡스다. 기분이 나쁘거나 우울할 때, 또는 자존감이 내려갈 때 감정에 이끌려 폭식을 하는 경우가 많다. 이런 상황이 반복되면 비만의 굴레에서 빠져 나오기 어렵다. 몸과 마음이 협력해 원하는 결과를 이끌어 낼 수 있는 다이어트를 해야 한다. 먼저 부정적인 마인드를 디톡스하고 긍정의 에너지를 끌어당기는 것이 중요하다. 건강한 다이어트는 건강한 마음에서 출발된다. 하루 10분, 오롯이 혼자만의 시간을 가지며 내면의 긍정에너지를 끌어내자.

둘째, 물 디톡스다. 더 이상 갈증을 음료로 해결하지 마라. 건강한 다이어트의 첫걸음은 물을 마시는 것이다. 몸속 수분은 세포와 세포 사이를 이동하며 세포의 대사 작용을 돕고 노폐물을 배출시킨다. 하루 9잔의 물을 마시며 물 디톡스를 시작해 보자.

셋째, 로푸드 디톡스다. 몸속 조직이나 기관의 기능을 향상시켜 신진대사를 촉진시켜야 한다. 그러기 위해서는 기본적으로 밥상이 건강해야 한다. 입이 좋아하는 음식이 아니라 몸과 세포가 좋아하는 음식으로 밥상을 차려야 한다. 부드러운 음식을 피하고 거친 음식인 로푸드를 충분히 즐기면 우리 몸의 독소를 해독하는 건강한 다이어트를 실천할 수 있다. 생명력이 살아있는 로푸드로 건강한 다이어트에 도전해 보자.

넷째, 식사 속도를 늦춰라. 먹는 일은 즐거운 일이다. 맛을 음미하며 먹는 시간을 충분히 확보하면 과식으로부터 멀어질 수 있다. 먹는 동안 음식의 풍미와 맛, 질감을 느끼고 소화시간을 충분히 확보하라. 천천히 음미하며 집중해서 먹으면 음식이 훨씬 맛있게 느껴진다. 먹는 속도가 빨라지면 살이 찐다.

다섯째, 운동 디톡스다. 운동은 체중이 아니라 체지방을 태운다. 운동을 통해 근육량이 늘어나면 체중이 올라가는 것을 조절할 수 있고 예전만큼 먹어도 살이 찌지 않는다. 기초대사량이 높아지기 때문이다. 그래서 꾸준한 운동 습관은 요요현상을 막을 수 있다. 하루 10분이라도 음악을 틀어 놓고 자신에게 맞는 운동을 해 보거나 하루 1만 보는 기본으로 걷는다는 생각으로 일상이 운동이 되도록 하라. 꾸준한 운동 습관으로 요요현상을 막을 수 있다.

여섯째, 스트레칭 디톡스다. 느리고 깊은 호흡과 함께 편안한 마음으로 몸의 긴장을 풀어라. 마음이 안정되고 집중력이 좋아지며 심리적인 불안을 해소해 주고 몸에 굳어 있는 관절을 부드럽게 해 주며 질병을 예방할 뿐만 아니라 긴장과 스트레스로 찾아오는 근육의 통증을 완화하고 혈액순환을 도와준다. 그래서 운동의 시작과 마무리는 항상 스트레칭으로 해야 한다. 깊은 심호흡과 함께 몸이 편안해지는 것을 느껴라.

일곱째, 체온 디톡스다. 몸이 차가워지면 살이 찐다. 체온이 올라가면 기초대사량이 높아지고 혈액순환이 잘 이루어지며 지방 분해와 체중 감소 효과가 높아진다. 체온 디톡스는 체중 관리 및 지방 감량, 군살 감소는 물론 체내 독소 배출의 촉진제 역할을 한다. 차가움보다 따뜻함에 익숙해지자.

여덟째, 수면 디톡스다. 자면서도 살이 빠진다. 충분한 숙면을 취할 때 식욕 조절 호르몬과 지방 분해 호르몬들이 활발히 작용하기 때문이다. 다이어트로 체중을 줄이려면 충분한 영양 섭취는 물론, 숙면을 통한 휴식이 필요하다. 수면은 다이어트의 필수조건이다. 수면은 일의 효율을 높여 주며 자신 있고 아름다운 삶을 만들어가는 출발점이라는 사실을 기억해야 한다. 충분한 수면 습관이 뒷받침될 때 다이어트도 성공할 수 있다.

성공도 습관이다. 지속적이고 반복적인 행동이 변화를 이끈다.

우리 몸은 매우 정직하다. 아무리 성공적인 다이어트를 해도 삶의 방식이 바뀌지 않으면 처음으로 돌아간다. 나쁜 습관은 중독성이 있어서 실행력이 매우 빠르다. 하지만 건강한 습관은 형성이 어렵고 보상이 늦으며 실천에도 시간이 많이 걸린다. 그러나 한번 만들어지면 자신이 원하는 모습을 이루어낼 수 있다. 습관이 이롭게 바뀌면 꿈꾸는 미래도 막연한 이상세계가 아닌 현실로 다가온다.

이성보다 강한 것이 습관의 힘이다. 다이어트에 대한 무게에서 벗어나라. 단지 작은 습관의 변화를 가진다고 생각하라. 식이요법부터 운동습관에 이르기까지 작은 변화를 주면서 인체가 서서히 변화할 수 있도록 도와야 한다. 작은 습관을 통해 변화의 폭을 줄일수록 신체의 거부반응도 줄어든다. 일상 가운데 우리가 이루는 성공은 바로 지속성에서 찾아온다. 작은 습관들을 통해 위대한 성공을 경험해 보자.

더 이상 새로운 다이어트는 없다. 새로운 습관만이 있을 뿐이다. 잘못된 습관을 버리고 새로운 습관을 가져 보자. 다이어트는 살을 빼는 것이 아니라 건강한 생활습관을 만들어가는 과정이다. 4주 동안의 D·N·A 디톡스 다이어트로는 10kg 이상 감량을 기대할 수 없다. 그러나 새로운 습관을 형성하기에는 충분한 시간이다. 다이어트의 핵심은 체중이 아니라 건강이 되어야 한다는 것을 명심하라. 건강한 다이어트를 꿈꾼다면 다이어트의 노예가 되지 말고 습관을 지배하는 다이어트를 해야 한다.

02

더 이상 살과의 전쟁을
하지 마라

피자 앞에서 고민하는 두 명의 다이어터가 있다. A는 '이 피자 정말 맛있겠다. 한 조각 먹어 볼까? 하지만 피자 한 조각을 먹으면 살이 찌니 다시 생각해 봐야겠다'라며 이내 피자에서 관심을 거두고 다른 일을 했다. B는 '이 피자 정말 맛있겠다. 하지만 먹으면 안 돼. 지금 다이어트 중이잖아. 그런데 정말 먹고 싶다. 그래도 참아야 해'라며 자신을 억눌렀다.

당신은 어떤 타입인가? A는 차분하고 느긋하며 침착하게 상황을 대처했다. 반면에 B는 정신이 혼란스럽고 방어적이며 자신의 내면과 싸워 이기기 위해서 난투를 벌였다. B 같은 사람들은 식이조절과 운동을 한계까지 몰아붙이며 다이어트 전쟁에서 승리해야 한다고 생각한다. 다이어트를 시작하면 원하는 결과를 얻을 수 있을 때까지 그 고통을 참아 낼 수 있다고 생각한다. 하지만 어느 시점이 지나면 포기하게 된다.

'감자튀김을 먹으면 안 돼. 브로콜리를 더 많이 먹어야 해', '나는 더 이상 패스트푸드를 먹지 않을 거야. 채소를 더 많이 먹어야 해'라는 결심으로 자신의 감정과 행동을 방어하거나 통제한다. 삶이 지루하고 재미가 없다. 그러나 이러한 노력에도 불구하고 조절할 수 없는 식욕 때문에 다이어트에 번번이 실패한다.

다이어트가 어려운 이유는 자신이 좋아하던 음식과 행동들을 포기해야 한다는 심리적인 박탈감 때문이다. 심지어 다이어트를 중단하게 될 경우 필요 이상으로 비난을 받기도 한다. "끝까지 해 보지도 않고.", "그럼 그렇지. 네가 실패할 줄 알았어. 이제 그만해." 등의 말을 들으면 부끄럽기도 하고 좌절감이 크다.

장 드 라 퐁텐의 《바람과 해님》은 누구나 알 법한 유명한 이야기다. 바람과 해님이 나그네의 외투를 벗기는 내기를 했다. 자신감이 넘치는 바람이 먼저 강한 바람을 불었다. 그러나 나그네는 바람이 강하게 불수록 외투를 더욱 꼭 움켜잡았다. 그러나 해님이 따스한 햇볕을 내리쬐었을 때는 "아, 덥다!" 하며 외투를 벗었다. 언뜻 보기에는 바람의 힘이 세서 나그네의 외투를 벗길 것 같았지만 결국은 해님의 따스함으로 나그네 스스로 옷을 벗게 만든 것이다.

이 이야기의 교훈은 무슨 일이든 통제력보다는 자율성의 힘이 더 크다는 것이다. 자신의 일에 몰두해 성공하는 사람이나 다이어트에 성공하는 사람들에게는 공통점이 있다. 자신에 대한 억압과 통제보다 자율성이 있다는 것이다. 자율성이란 자신의 자유의지에 따라 행동하는 것을 의미한다. 다이어트의 목표를 달성하고 성취감을 얻기 위해서는 반드시 자율성이 동반되어야 한다.

나는 새해를 맞아 5kg 감량을 목표로 하루 2시간씩 운동을 하기로 결심했다. 그런데 2주가 지나자 서서히 체력이 떨어지고 해야 할 업무도 많아지면서 신체리듬도 무너졌다. 장시간 의지를 갖고 꾸준히 관리해야 하지만 말처럼 쉽지 않았다. 하지만 수치심은 들지 않았다. 내 안에 자율성이 있기 때문에 언제든 다시 시작하면 되기 때문이다. 나는 다이어트 기간에도 피자를 먹는다. 피자를 먹는다고 스스로를 배신한 것 같은 기분은 느끼지 않는다. 단지 영양의 균형이 깨지고 칼로리가 높은 것을 고려해 건강에 이로운 음식을 함께 먹는다.

다이어트 실패는 성공을 향한 과정이지 결과가 아니다. 체중 감량을 위한 작은 습관들을 통해서 자율성이 주어지면 주도적이며 점진적인 변화를 통해 평생 지속되는 결과물을 얻을 수 있다. 변화를 위한 전략은 각자 상황에 맞춰 변형될 수 있다. 무조건 결과만을 원한다면 모든 것을 견디고 지시하는 그대로 따르면 된다. 하지만 점진적인 변화를 이끌어 낼 수 있는 최고의 전략은 삶에 다이어트 습관이 매끄럽게 젖어들게 만드는 것이다. 전투적으로 다이어트하지 마라. 다이어트는 전쟁이 아니다. 다이어트가 전쟁이 되는 순간 지나친 감정노동으로 에너지를 더 빼앗기게 된다.

'나는 살이 잘 빠지지 않는 체질이야.'

'지금 하고 있는 다이어트 방법이 효과가 없구나.'

이러한 생각으로 다이어트를 포기하는 사람들이 많다. 그런데 체중 조절을 하다 보면 아무리 식사량을 줄여도 체중이 더 이상 줄어들지 않고 멈추는 기간이 있다. 이 시기를 다이어트 정체기라고 한다. 살이 빠질 때는 체중 감량기와 정체기를 반복적으로 경험하게 된다. 그러다 보니 체중은 미끄럼틀을 타고 내려오듯 완만하게 빠지는 것이 아니라 줄어들다 잠시 멈추는 계단 모양으로 움직인다. 지방은 근육보다 가볍기 때문에 빠져도 체중에는 변화가 없다. 그래서 다이어트 정체기에 접어 들 때는 체중에 신경 쓰기보다 줄자를 이용해 허리둘레를 재 봐야 한다. 즉 다이어트를 할 때는 체중계가 아닌 거울을 자주 봐야 한다. 체중의 변화가 없다고 급한 마음에 식이조절이 무너지면 안 된다. 꾸준하게 관리를 지속해야 본격적으로 지방이 분해된다.

체중 조절을 시작할 때 우리의 몸은 배고프다는 신호를 보내 음식을 먹도록 하거나 피곤하다는 신호를 보내서 활동량을 줄이도록 한다. 체중 조절 중에 나타나는 정체 기간은 체중이 줄어든 상황에 적응하려는 기간에 해당한다. 그러니 체중이 쉽게 줄어들지 않는다고 해서 포기하지 말고 꾸준히 D·N·A 디톡스 프로그램을 실천해

나간다면 좋은 결과를 얻을 수 있다. 자신과의 전쟁을 하기보다는 좋은 음식과 좋은 습관을 삶에 더하라. 음식을 조절하고 행동을 바꾸는 것이 좀 더 편안해지고 익숙해질 수 있다.

다이어트는 자신과의 싸움이 아니다. 바로 자신을 사랑하는 것으로부터 시작된다. 자신에게 더 가치가 있는 것이 무엇인지 생각해야 한다. 음식이나 외부에 의존하는 것보다 자신의 삶을 관리하는 방법을 개발하고 실천해야 한다. 마음을 다스리고 충동을 조절하는 방법을 배우며 자신에게 돌아오는 보상에는 어떤 것이 있는지 살펴보고 이를 감사히 여기는 법을 배워야 한다. 무엇보다도 자신은 항상 사랑과 지지를 받는 존재라는 것을 알아야 한다. 다른 이의 기준이 아닌 자신만의 목적과 미래를 위한 계획을 세우는 것이 중요하다. 이러한 과정을 통해 새로운 자신을 발견하게 되고 성장하게 된다.

신체리듬을 이해하고 흐름에 몸을 맡겨라. 살이 찌는 것도 축복이다. 자신을 점검할 수 있는 최고의 기회이지 않은가? 작은 변화들이 익숙해지면 어느 순간 습관이 되고, 습관이 되면 삶으로 젖어들기 때문에 다이어트는 더 이상 싸워야 하는 상대가 아니다. 삶에서 즐거움을 박탈하는 것이 아니라 좋은 것들을 플러스해야 성공적인 다이어트라고 할 수 있다. 마이너스 인생이 아니라 플러스 인생을 살아라.

03

삼시 세 끼를 다 먹어도
날씬해질 수 있다

먹는 것은 생존이며 본능이다. 갓난아이는 알려 주지 않아도 어머니의 젖을 본능적으로 문다. 인류가 지금처럼 번영하기 이전에 음식을 구하는 것은 극도로 어려운 일로, 생존능력과 직결되어 있었다. 음식은 우리 몸을 구성하는 영양소를 공급하며 숨을 쉬게 하고 움직이며 살아가게 하는 에너지원이다. 그러다 보니 우리는 배가 많이 고프면 평소 즐기지 않던 음식도 만족하며 먹는다. 그리고 허기가 길어지면 기분이 예민해지고 불쾌해진다. 배고픔은 위기상황에 놓인 몸을 구하라는 생명의 신호다. 10시간 이상 음식을 섭취하지 않으면 영양소가 고갈된다. 그러면 저장된 영양소의 소비가 심해지면서 스트레스 호르몬을 분비해 우리에게 분노와 짜증을 느끼도록 한다. 식사는 영양소 공급수단이자 관계의 유지수단이며 행복의 수단이다.

28세 직장인 김지우 씨는 항상 아침을 굶는다. 이유는 간단하다. 출근하느라 바쁘기 때문이다. 지우 씨는 한 끼 거르는 것뿐인데 별 일 있겠냐며 스스로 위안을 삼는다. 실제로 지우 씨처럼 배도 안 고픈데 뭐하러 귀찮게 아침 식사를 꼬박꼬박 챙겨 먹느냐고 말하는 사람들도 적지 않다. 그리고 아침을 굶으면 하루 중 섭취 칼로리가 줄어서 다이어트에 도움이 될 거라고 생각하는 사람들도 많다. 그러나 아침 식사를 굶으면 우리 몸속에서는 비상 사이렌이 돌아가고 있다는 사실을 알아야 한다.

멋진 몸매를 위해서라면 주린 배를 움켜쥐고 참는 것 정도는 감수하는 사람들도 있다. 흔히 다이어트를 결심하면 식사량부터 줄인다. 그래서 아침 식사는 아주 조금, 점심 식사는 보통 정도로 먹지만 저녁만 되면 배가 고프고 의지가 약해져 과식을 하거나 야식을 먹는 경우가 많다. 이렇게 아침을 거르고 점심과 저녁에 몰아 먹으면 인체에 필요한 영양소의 흡수율이 떨어지기 때문에 문제가 된다. 그리고 기초대사량도 떨어져 비만을 부른다.

식사량을 줄이는 다이어트는 실패를 부른다. 하루에 필요한 열량은 정해져 있으며 몸의 본능인 식욕을 거스르는 것은 불가능하기 때문이다. 다이어트를 위해 인생을 허기진 상태로 살아갈 수는 없다. 그러니 하루 삼시 세 끼를 다 먹는다고 죄책감을 느낄 필요는 없다.

삼시 세 끼를 다 먹어도 얼마든지 날씬해질 수 있다. 그 비결은 바로 체지방의 항상성, 즉 세트포인트에 달렸다. 체지방을 인위적으로 제거해도 다시 살이 찌는 이유는 세트포인트가 바뀌지 않는 단순한 원리 때문이다. 비만은 단지 몸 안에 체지방이 많이 축적되었다는 것만을 의미하는 것은 아니다. 세트포인트가 높다는 것은 체지방이 높은 수준으로 세팅되었다는 뜻이다. 우리 몸은 세트포인트가 세팅된 그대로의 체지방을 유지하려는 경향이 있다. 그래서 아무리 식사량을 줄이고 다양한 다이어트 방법을 시도해도 일단 세팅된 세트포인트를 깨기란 쉽지 않다. 그러니 쉽게 살이 빠지지 않는다. 그래서 더 독하게 굶거나 운동량을 늘리지만 역시 번번이 실패한다. 체중 감량을 했더라도 더 빠른 속도로 요요현상을 겪기도 한다. 심지어 몸은 더 무거워지고 노화는 더 빠르게 진행되며 각종 질병에 노출된다.

인체의 리듬을 역주행하지 말자. 유행하는 다이어트가 아니라 내 몸이 원하는 다이어트를 해야 한다. D·N·A 디톡스 다이어트를 통해서 우리 몸의 체지방 조절 시스템인 세트포인트의 수준을 새롭게 설정해 신체리듬을 되찾아야 한다. 그렇다면 정상적인 세트포인트를 회복하는 방법은 무엇일까?

첫째, 더 이상 음식에 대한 수치심과 죄책감을 갖지 마라. 음식을 먹는 것은 즐거운 일이다. 음식은 생존을 위해 반드시 섭취해야 한다. 음식의 영양소는 생명을 보존하는 데 필요한 에너지를 생산한다. 체중에 대한 걱정으로 음식 섭취에 대한 후회와 좌절감을 느낄 필요는 없다. 누구나 자기가 즐기는 음식을 먹으며 만족을 느끼는데, 예민하게 수치심과 비참한 기분을 가질 필요는 없다. 나도 다양한 패스트푸드를 즐긴다. 성공적인 다이어트를 위해서는 현재의 이성과 잠재되어 있는 내면의 감정을 모두 만족시켜야 한다. 내면의 수치심과 죄책감으로부터 벗어나는 것만으로도 몸과 마음이 가벼워질 수 있다.

둘째, 맛있는 음식을 먹어라. 단 몸에 좋은 음식도 함께 먹어라. 치킨이 먹고 싶은 욕망이 강하게 든다면 치킨을 먹어도 좋다. 먹을 때는 맛있게 먹어라. 대신 천천히 먹고 물을 자주 마시며 샐러드 한 접시를 추가해서 함께 먹어 보자. 몸속 청소도구인 식물과 물을 함께 먹어 주면 괜찮다.

건강한 몸을 위해 영양 균형을 맞추고 식물 위주 자연식을 기본으로 하자. 영양소를 복합적으로 섭취하면 한 가지 영양소를 섭취할 때보다 시너지 효과가 발생해 건강 증진 효과가 극대화된다. 부족한 부분은 기준치에 맞춰 보충제를 활용하는 것이 현명하다. 식사에서 가장 부족하기 쉬운 영양소는 비타민, 미네랄, 단백질, 오메가-3, 파이토케미컬 등이다. 비만의 불균형 원인을 제거하고 최적의 건강상태를 유지하자.

셋째, 다이어트의 노예가 되지 말고 주인이 되어라. 다이어트의 노예가 되면 다이어트 계획에 대해 의무적으로 반응하게 된다. 주체적으로 내적 동기가 발동되고 작은 성공들을 경험해야 자신감이 회복된다. 성공은 우리를 격려해 주지만 수치심은 절망감을 준다. 자유의지는 우리를 더 높은 단계로 올라갈 수 있게 하지만 계획된 통제는 우리를 억압해 인체의 저항을 일으키게 한다. 이 또한 부정적인 습관으로 형성되기 때문에 자율의지가 무너지면 더 강력한 욕구로 작용해 식탐이 생긴다.

잘 먹는다는 의미가 달라진 지금, 어떤 것을 먹어야 할지 생각해 보자. 무엇이든 잘 먹는 것이 아니라 가려서 잘 먹어야 한다. 그렇지 않으면 혀끝의 달콤한 유혹에 빠져 아름다운 몸매도, 건강도 잃어버리게 된다. 성공적인 다이어트를 위해서 D·N·A 디톡스 다이어트 습관으로 세트포인트를 잡아야 한다. 규칙과 제한이 많은 전형적인 다이어트에 몸을 맡기지 말고 자신만의 D·N·A 디톡스 다이어트를 시작하라. D·N·A 디톡스 다이어트가 습관이 되면 삼시 세 끼를 먹어도 얼마든지 날씬해질 수 있다.

04

유행하는 다이어트에
현혹되지 마라

과거에는 풍만한 육체를 가진 여성이 아름다움의 기준으로 회자되었다. 그러나 요즘은 비쩍 마른 몸매가 사람들의 찬사를 받는 시대가 되었다. 그러다 보니 평균적인 체형의 여성이라 할지라도 다이어트에 열을 올린다.

전 세계적으로 다양한 다이어트 방법들이 등장하고 있다. 예를 들어보면 고단백·고지방 식이요법이 있다. 이 다이어트는 탄수화물을 제한하는 대신 단백질과 지방을 마음껏 먹는 방법이다. 탄수화물은 밥 한 공기 반 정도 되는 양의 당질만 섭취한다. 탄수화물을 적게 먹으면 혈당이 낮아지고 지방 분해가 촉진된다는 이론이다. 이 방법은 일시적으로 체중 감량 효과에 도움을 줄 수는 있지만 장기간 할 경우 두뇌 기능의 연료가 되는 탄수화물 공급이 없기 때문에 공부에 집중하는 수험생이나 머리를 많이 써야 하는 직장인에게는 자칫 일의 능률을 떨어뜨릴 수 있어 좋은 방법이 아니다. 탄수화물 자체의 양을 줄이는 것은 생명에 위협이 될 수 있다. 그래서 당지수가 낮은 탄수화물을 섭취해야 한다. 또한 과다한 동물성 단백질 섭취는 신장에 무리가 되고 지방과 콜레스테롤 수치를 높여 고혈압과 고지혈증을 일으킬 수 있다.

가장 흔한 다이어트는 칼로리 제한식이다. 주식을 피하고 삶은 달걀과 자몽, 블랙커피 위주로 먹는 다이어트 방법이다. 하루 섭취 열량이 700~900kcal 정도라 평균 섭취 열량의 절반 이하이므로 단기간 체중 감량 효과가 크지만, 이때 지방이 분해되기보다는 대부분 체수분이 빠져나가기 때문에 일시적인 효과에 그치기 쉽다.

클렌즈주스 디톡스 요법도 있다. 다른 음식은 먹지 않고 3~7일 동안 주스만 먹는 방법이다. 다른 음식을 먹지 않고 주스만 마시면 하루 500kcal 미만의 초저열량식을 하게 되어 당연히 체중 감량에는 효과가 있으나 체수분과 근육만 빠져나간다. 근육량이 감소하면 기초대사량이 감소해 살이 찌기 쉬운 요요현상이 나타난다.

시중에 유행하는 이러한 방법들로 다이어트에 성공했다는 사례들을 보면 귀가 솔깃해진다. 유명 연예인들도 한 달 만에 5kg이 빠졌다고 반쪽이 된 얼굴을 자랑한다. 이런 다이어트 방법들이 유행할 때마다 한 번씩 따라 해 본다. 나 역시 시도해 본 적이 있다. 30일 동안 밥이나 국수, 빵 같은 탄수화물을 전혀 먹지 않고 닭가슴살과 샐러드만 먹었다. 연예인 식이요법도 도전해 보았고 과일이나 채소, 달걀 중 한 가지만 섭취하는 원 푸드 다이어트를 하며 체중을 줄인 적이 있다. 그러나 문제는 그다음부터였다. 다이어트가 끝나고 다시 예전처럼 먹기 시작하자마자 몸무게도 다시 과거로 돌아갔다.

반짝 등장했다가 사라지는 다이어트 방법으로 감량한 체중을 장기간 유지한다는 것은 거의 불가능하다. 많은 사람들이 살을 빼기 위해 수많은 다이어트를 시도하고 있지만 쏟아지는 다이어트 법칙 중에서 진짜 믿을 수 있는 체중 감량법은 어떤 것인지 판단하기란 쉽지 않다. 남들이 한다면 나도 한다는 식의 무계획적인 다이어트는 성공을 기대하기 어렵다.

이러한 다이어트 방법들의 공통점은 영양소가 결핍되어 인체 시스템의 위기 상황을 유발한다는 점이다. 일반적으로 유행하는 원 푸드 다이어트나 초저열량식 다이어트 방법들의 체중 감량 효과는 섭취하는 음식 종류의 효과 때문이라기보다 섭취하는 열량이 급격히 줄어듦으로써 체중이 감량되는 것이다. 하지만 우리는 생명과 면역 기능을 유지하고 일상생활을 하는 데 필요한 에너지를 얻기 위해 최소 하루 30가지 이상의 식품을 섭취해야 한다. 한 가지 식품이 모든 영양소를 공급해 줄 수는 없다.

영양소 공급이 장기간 제대로 이루어지지 않을 경우 영양불량이 생길 수 있으며 요요현상이 일어날 뿐만 아니라 근육량을 유지하기 힘들다. 특히 영양소가 결핍된 다이어트는 만성피로, 근육 손실, 변비, 부종, 골다공증, 탈모 등 다양한 대사장애를 일으켜 건강을 해칠 수 있기 때문에 성장기나 임산부처럼 영양 공급이 충분히 이루어져야 하는 사람들에게는 위험한 방법이다.

섭취량을 제한해 단기간에 체중을 많이 줄여도 다이어트 후에 식사량이 늘면 체중은 언제든지 다시 증가한다. 요요현상이 반복적으로 일어나면 우리의 몸은 더 쉽게 살이 찌는 체질로 바뀐다. 체중 조절의 근본적인 목적은 체지방을 소모하고 근육을 유지하는 것이다. 하지만 단기간 내의 급격한 체중 감소는 체지방보다는 체내 수분 및 근육의 단백질을 빠져 나가게 한다. 유행하는 다이어트는 영양 불균형과 근육량의 지속적 감소를 가져와 기초대사량을 낮춰 적게 먹어도 금방 체중이 증가하는 체질로 변한다. 체중이 줄어들면 근육도 소모되지만 반대로 늘어날 때는 손실된 근육이 원상 복구되지 않는다. 그래서 결과적으로 체내의 지방 비율이 늘어나 기초대사량이 줄어든다.

빠르게 체중이 빠지는 만큼 요요현상도 쉽게 나타난다. 우리 몸은 혈액을 순환시키고 호흡과 체온을 유지하기 위해 지속적으로 에너지를 소비한다. 이처럼 움직이지 않아도 저절로 소모되는 기초대사량이 줄어들면 전과 같은 양을 먹어도 더 쉽게 살이 찌게 된다. 따라서 기초대사량 유지를 위해서는 근육 단백질을 유지해야 한다. 일반적으로 체중 조절 시에는 급격한 체중 감소보다는 체내 근육량을 유지하면서 1개월에 2~3kg 범위 내에서 감량하는 것이 바람직하다.

식생활 습관이 바뀌지 않은 사람이 원 푸드 다이어트 이후 정상적인 식사를 하면 금방 다시 살이 찔 수밖에 없다. 아침 식사를 거르거나 야식을 즐기는 등 불규칙한 식사를 하거나, 빵이나 단 음식을 자주 먹거나, 물을 적게 마시며 가공식품을 섭취하는 것에 익숙한 사람이 하루아침에 과일과 채소만 섭취한다고 해서 몸이 바뀌지는 않는다. 평소 식습관을 바꾸는 것이 체중 조절의 기본 원리다. 음식을 통해 섭취하는 에너지를 줄임으로써 몸에 저장되어 있던 근육이나 지방을 에너지원으로 사용해 체중을 줄어들게 하는 다이어트에서 벗어나라.

다이어트에 기적은 없다. 습관을 바꿔야 한다. 자신의 라이프스타일 그리고 식생활에 적합한 방법을 찾아 꾸준히 관리해야 한다. 평소 식사 조절 외에도 운동을 통해 근육량을 늘리고 신진대사율을 높여 살이 찌지 않는 체질로 개선해야 한다. 다이어트는 장거리 마라톤이다. 그러니 D·N·A 디톡스 시스템의 도움을 받아라. 규칙성 있게 관리하면 반드시 살이 빠지고 체형이 아름답게 바뀐다.

05

균형을 잡아야
다이어트에 성공한다

다이어트에 가장 많이 도전하는 계절은 바로 늦봄이다. 노출의 계절인 여름이 코앞으로 다가오기 때문에 여름휴가를 겨냥해 수많은 다이어트 제품들이 출시되며, 헬스장에는 PT 예약이 줄을 서고 단식원에도 사람이 넘친다. 병원에서도 비만 치료법을 내세우면서 다이어트 시장은 후끈 달아오른다.

26세 직장인 전희진 씨는 잦은 야근과 회식 등 바쁜 사회생활을 하다 보니 건강이나 몸매를 챙길 여력이 되지 않았다. 희진 씨는 늘어난 뱃살과 굵어진 허벅지를 보며 하루 두 끼를 미숫가루로 대신하는 저칼로리 다이어트를 시작했다. 그러나 회식이나 모임 등으로 음식 조절에 실패하게 되면서 큰 효과를 보지 못했다.

미숫가루는 익힌 곡류와 두류를 섞어 만든 혼합물이다. 이를 물이나 우유에 타서 밥 대신 마시면 포만감이 들어 끼니를 해결할 수 있기 때문에 많이 애용되는 다이어트 식이요법 중 하나다. 하지만 미숫가루나 선식은 열처리를 해 곡물을 갈거나 빻아서 제조되기 때문에 일반식보다 소화 흡수 속도가 빨라서 혈당을 급격히 높이고 지방이 빠르게 축적된다. 또한 미숫가루 하나만 섭취해서는 필요한 영양분을 다 채울 수 없다. 미숫가루는 탄수화물이 주요 영양소이므로 우유나 두유, 과일을 보충해 부족한 영양소를 함께 보완해서 섭취하는 것이 좋다.

다이어트를 할 때 고칼로리와 저칼로리 음식에 대해 냉철하게 구분하는 경우가 있다. 하지만 음식을 칼로리만으로는 이야기할 수 없다. 500kcal의 푸짐한 샐러드 한 접시와 500kcal의 치킨 두 조각이 같아 보이는가? 칼로리만 생각한다면 동일하지만 치킨을 먹었을 때 더 살이 찌기 쉽다. 체내에서 소화, 흡수 후 노폐물을 더 많이 만들기 때문이다. 칼로리가 비슷하거나 낮더라도 어떤 음식을 먹느냐에 따라 다이어트의 공식은 달라진다.

하루에 한 끼 폭식하는 사람, 세 끼를 적당히 나눠 먹는 사람, 그리고 밥은 적게 먹고 간식을 많이 먹는 사람을 비교해 보자. 당신은 이 세 그룹 중 어느 누가 가장 효과적으로 살을 잘 뺄 수 있다고 생각하는가? 정답은 세 끼를 적당히 나눠 먹는 사람이다.

우리 몸에서 생명활동을 위한 심장박동과 체온 유지, 그리고 호르몬과 신경전달물질들의 생성 등 각종 대사활동들이 정상적으로 이루어지기 위해서는 영양소가 반드시 필요하다. 그래서 식사량만 줄이면 어떤 음식을 먹어도 상관이 없다는 생각은 매우 위험하다. 그리고 하루 종일 굶다가 하루 한 끼 치킨과 맥주를 먹으면 세 끼를 골고루 먹었을 때보다 더 많이 흡수된다.

얼굴이 다르고 성격이 다르듯이 사람마다 가지고 있는 신진대사의 기능도 각양각색이다. 음식이 가지고 있는 칼로리는 정해져 있지만 사람마다 이것을 소화, 흡수, 배설하는 대사작용은 모두 다르다. 열량을 줄이는 것만이 살을 빼는 데 있어 정답은 아니다.

날씬한 사람들은 세 끼 식사를 다 하고 골고루 먹는 특징이 있다. 반면에 비만한 사람은 물만 먹어도 살이 찐다고 호소하며 음식을 섭취하는 것에 민감하게 반응하는 경우가 있다. 날씬한 사람들이 잘 먹는데도 불구하고 몸매를 유지하는 이유는 무엇일까? 타고났다고 하지만 이런 경우는 극히 드물다. 날씬한 사람들 대부분은 폭식과 과식을 하지 않는다.

비만은 유전보다는 생활습관과 식습관에 훨씬 더 많은 영향을 받는다. 살이 찐 사람들의 식사패턴을 보면, 일단 많이 먹는다. 그리고 먹거리에 대해 관심이 많으며 맛집도 잘 알고 있다. 그리고 음식의 맛에 민감해서 맛있을 때와 맛이 없을 때의 차이를 명확하게 안다. 그러다 보니 맛이 없을 때는 거의 먹지 않지만 맛있는 음식을 보면 폭식을 하기 쉽다. 주로 선호하는 음식은 즉석조리식품, 햄버거,

핫도그, 파스타, 푸딩 그리고 치킨과 같은 기름지고 달며 짠 음식들이다. 그러다 보니 영양의 균형을 잃은 식사를 하기 쉬우며 선호하는 음식이 뚜렷해 편식과 폭식으로 쉽게 이어진다.

몸의 균형 상태를 가장 위협하는 것은 불규칙한 생활습관, 편식과 폭식하는 식생활, 그리고 식품을 통해 들어오는 각종 식품첨가물들이다. 우리 몸은 수없이 해로운 것들에 노출되면서 체내에 끊임없이 독성 물질들이 쌓인다. 이러한 나쁜 습관을 가지고 있으면서 건강을 기대하기는 어렵다. 수술과 약물치료로는 비만을 해결할 수 없다. 비만을 극복하기 위해서는 무엇보다 삶의 패턴을 바꿔야 한다.

더 이상 달콤한 맛에 현혹되어 혀끝의 감각만을 만족시켜 주지 말자. 혀가 만족하는 음식 위주로만 섭취하다가는 독소와 살이 한순간에 불어난다. 비만의 근본적인 뿌리를 뽑아내지 않으면 체중은 계속 증가하기 때문에 아무리 다이어트를 열심히 해도 살은 빠지지 않는다.

그렇다고 좋아하는 음식을 포기하라는 것이 아니다. 좋아하는 음식을 먹되 몸이 원하는 건강한 음식도 함께 먹으라는 것이다. 건강한 다이어트는 '무엇을 먹느냐'보다 '어떻게 먹느냐'에 초점을 맞춰야 한다. 식품의 열량보다는 식생활의 균형이 더 우선이 되어야 한다. 독성물질을 최대한 배제한 식사를 하면서 자연 그대로의 음식을 섭취하는 습관을 만들 때 우리 몸이 가진 자연 치유 능력으로 자연스럽게 적정 체중과 건강 상태를 유지할 수 있다.

살이 찐다는 것은 소비와 섭취에너지의 균형이 깨졌다는 것을 의미한다. 체지방 분해를 제대로 못한다는 것은 식생활의 균형이 깨졌다는 것을 의미하며, 이런 결과로 체내 구성의 비율도 깨져 비만으로 이어진다. 심지어 고도비만의 경우 대사증후군으로 이어지는 경우도 매우 흔하다.

건강한 다이어트는 건강한 음식에서 출발한다. 칼로리 식사보다 영양밀도 식사를 하고 편식과 과식이 아닌 생명 식사로 몸의 균형을 유지해야 한다. 즉 생명력 있는 몸을 유지하기 위해서는 생명력 있는 음식을 섭취해야 한다. 혹독한 다이어트를 통해 아름다운 몸매를 얻었다 해도 몸의 균형이 무너지면 결국 요요현상이 찾아오고 건강도 무너진다. 건강한 몸일 때 비로소 정상 체중을 가질 수 있다. 독하게 열량만 관리하는 것이 아니라 신체의 균형을 찾는 다이어트가 진짜 다이어트다. 영양의 균형이 잡힌 식사와 충분한 숙면, 그리고 신체적으로 활동적인 상태를 유지하며 건강한 습관을 가진다면 체중 조절은 저절로 따라 온다. 우리 인체는 스스로를 치유하고 회복하는 복원력, 즉 항상성이 있기 때문이다.

우리 몸의 조직은 매우 정밀하게 유기적인 네트워크로 형성되어 있다. 그런데 이 균형이 깨지면 신진대사의 불균형을 초래한다. 다이어트에 좋은 식이요법은 음식을 가려서 먹는 것이 아니라 음식을 골고루 먹는 것이다. 편식을 피하고 골고루 먹는 식단으로 식사를 한 다면 허기짐도 덜해 비교적 쉽게 다이어트를 할 수 있다. 그래서 다 양한 식품을 골고루 섭취하는 식사 패턴을 만드는 것이 중요하다. 유행하는 다이어트, 새로운 다이어트, 그리고 쉬운 다이어트로는 내 몸이 원하는 다이어트를 할 수 없다. D·N·A 디톡스 다이어트 습관 으로 내 몸속 비만 유전자를 바꾸자. 살은 절대로 기적적으로 빠지 지 않는다.

06

내 몸이 원하는
다이어트를 하라

　다이어트를 하지 않고 하루 세 끼를 먹어도 살이 찌지 않으며, 체형 걱정 없이 원하는 옷을 마음껏 입고 나만의 매력을 발산하면서 위풍당당하고 활기차게 사람들과 어울리고 싶다는 바람은 모든 다이어터들의 꿈이다. 지긋지긋한 다이어트를 인생에서 지워버리고 싶다고 말하지만 의지대로 쉽게 되지 않는다.

　직장인 이나연 씨는 목표 체중을 정해 12개월 헬스장 등록을 하고 주 3회 헬스장에 다니며 장기간 다이어트를 하기로 계획을 세웠다. 바쁜 회사생활 때문에 천천히 살을 빼는 방법을 선택한 것이다. 그러나 헬스장에 가지 못하는 날이 더 많아지면서 다이어트는 실패했다. 기간이 여유 있다는 이유로 운동은 물론이거니와 식단조차 잘 지키지 않았기 때문이었다. 그래서 나연 씨는 다시 단기 계획을 세웠다. 2주 동안 10kg을 감량해 지금까지 작아서 입지 못했던 옷

235

을 입고 연말 파티에 참석하는 것을 목표로 의지를 불태웠다. 하지만 이 또한 실패로 돌아갔다.

최근 나연 씨처럼 극단적인 단기간 다이어트 방법을 시행해 승부를 보려고 하는 사람들이 늘어나고 있다. 다이어트 기간이 오래 지속될수록 다이어트에 성공할 확률이 낮아진다는 것을 알기 때문이다. 그러다 보니 체지방보다 체중에 민감해진다. 흔히 비만이라고 하면 체중이 많이 나간다고 생각한다. 체중이 줄면 체지방이 줄었다고 생각하지만 사실과 다르다. 체지방은 배고픔에 대비해 우리 몸에 저장해 놓은 비상 영양소다. 체지방은 잘 분해되지 않는 조직에 쌓여 아무리 사용해도 잘 소모되지 않는다. 심지어 최후에 분해되는 에너지원이기 때문에 다이어트를 한다고 해도 쉽게 빠지지 않는다.

다이어트를 계획하면 평소 먹던 양을 급격히 줄이고 운동량을 늘려야 한다고 생각해 10일, 2주 다이어트 식단으로 원 푸드 다이어트 혹은 굶는 다이어트를 시작한다. 원 푸드 다이어트나 칼로리 제한식 다이어트는 총 칼로리가 기초대사량보다 낮기 때문에 체지방이 아닌 근육이 빠질 수밖에 없다. 이런 방법으로는 장기간 다이어트를 하는 것이 불가능하다. 살을 빨리 빼고 싶은 욕심에 극단적인 방법으로 칼로리와 영양소를 제한하게 되면 다시 예전처럼 먹었을 때 요요현상이 일어나 다이어트 이전보다도 더 체지방이 찌는 부작용이 발생한다.

굶는 다이어트를 할 경우 우리의 뇌에서는 갑작스러운 에너지 공급 중단에 대비해 속도를 떨어뜨려 에너지 소비를 최소화하라는 지시를 내린다. 그래서 굶어도 바로 체지방이 빠지지 않는다. 한 달 만에 10kg을 뺀다거나 일주일 단기 다이어트를 목표로 한다면 요요현상과 스트레스로 인한 부작용을 감수해야 한다.

특히 나이가 들면 젊을 때보다 신진대사율이 더욱더 떨어지면서 나잇살이 찌게 된다. 그래서 꾸준하게 근육을 만들고 체지방을 분해하는 것만이 다이어트에 성공하는 방법이다. 다이어트할 때는 체중계보다 거울을 자주 봐야 한다. 체지방이 빠질 때는 체중계의 변화보다 날씬해진 허리선과 가벼워진 몸의 변화가 먼저 눈에 들어오기 때문이다.

건강한 다이어트를 위해 체중보다는 체지방을 줄이면서 에너지 균형을 유지해야 한다. 요요현상 없이 건강하게 살을 빼기 위해서는 다음 사항들을 반드시 점검해야 한다.

첫째, 디톡스다. 살이 찌고 병에 걸리는 것은 몸 안에 들어온 독성물질을 배출하지 못해서다. 매일 처리되지 못한 음식물은 노폐물이 된다. 그리고 제대로 배출되지 못한 노폐물은 지방으로 저장된다. 그렇다면 비만을 제거하는 방법은 그날의 노폐물을 바로 그날에 처리하는 것이다. 날씬하게 보이기 위해서 보정속옷에 의존한다면 혈액순환이 더 어려워져 몸속에 독소를 가두고 뱃살이 더 늘어난다.

비만을 예방하거나 체중을 감량하기 위해서는 독소가 몸 안으로 들어오지 못하도록 단속해야 하며 몸 안에 들어온 독소를 제때 확실하게 바로 제거해 주면 된다.

둘째, 영양관리다. 야생동물들 중 특별히 살이 찌거나 마른 동물들이 있던가? 야생동물들은 비만도, 고혈압도, 당뇨병도 없다. 하지만 인간은 비만과 질병으로 고생한다. 야생동물들은 절대 음식을 끓여 먹지 않는다. 우리도 그들처럼 생명력이 살아 있는 식사를 해야 한다. 식품의 효소는 45℃ 이상에서 파괴된다. 그래서 45℃가 넘는 온도에서 요리하면 영양 손실이 크다. 효소는 물질이 아닌 생명 그 자체로, 살아 있는 자연식이라 과식을 방지한다. 야생동물들의 식습관에 다이어트의 불변의 법칙이 숨어 있다.

셋째, 세포활성이다. 다이어트를 성공적으로 마쳤어도 급격하게 감량을 했거나 자신에게 맞지 않는 잘못된 방법으로 다이어트를 한 경우 요요현상이 일어난다. 다이어트 과정 중 관리도 중요하지만 그에 못지않게 중요한 것이 다이어트 후 유지 관리다. 오히려 다이어트 전보다 체중 증가 및 부작용으로 다양한 신체 활동의 저하로 건강에 적신호가 나타난다. 위장장애, 대사이상, 골다공증, 생리불순, 식이장애, 영양결핍 등 신체적인 문제 외에 정신장애도 나타나 우울증이나 대인기피증으로 고생하게 된다. 몸속 독소를 제거하고 충분한 영양공급을 통해 활력을 충전할 수 있는 건강한 다이어트를 해야 비만의 굴레에서 벗어날 수 있다.

나는 다이어터들을 만나 상담을 진행하고 연구하면서 깨달은 다이어트 비법들을 책으로 펴내 더 많은 사람들에게 알리고 싶다는 생각을 하게 되었다. 하지만 혼자서 책을 쓰기란 좀처럼 쉽지 않다. 누군가 방법을 알려 주면 좋겠다는 간절함을 가지고 있던 중에 우연히《마흔, 당신의 책을 써라》라는 책을 보게 되었다. 그 책의 저자이자 〈한국책쓰기1인창업코칭협회(이하 한책협)〉를 운영하는 김태광 대표 코치를 만나게 되면서 나는 책 쓰기에 대한 강력한 동기부여와 엄청난 비법들을 얻을 수 있었다.

그동안 실험과 연구를 하며 수많은 논문을 써 왔지만 책 쓰기는 확연하게 달라 어려움을 겪던 차에 김태광 대표 코치는 "책이란 자신이 살아온 경험과 스토리로 시작하면 된다."라는 조언으로 나에게 자신감을 불어넣어 주었다. 그렇게 펴낸 나의 첫 책《하루 한 끼 생식》은 건강도서 부문 1위에 올라서며 많은 독자들의 식생활을 바꿨다. 나의 경험과 지식을 알릴 수 있어 보람을 느꼈고, 그 가치를 독자들이 알아봐 줘서 감사함을 느꼈다. 책을 통해 선한 영향력을 펼치는 것에 대한 사명감을 느끼며 자신감도 붙었다. 〈한책협〉에서 배운 책 쓰기 비법으로 전 세계가 주목하는 건강 메신저로서의 삶을 살아가는 것에 대해 감사한 마음뿐이다.

살이 찌면 질병에 노출된다. 비만은 단순히 개인의 라이프스타일이 아니라 질병이라는 관점으로 전환해야 한다. 다이어트를 하다가 중간에 방향성을 잃어버린다면 시작만 하고 끝이 없는 도전이 되어버릴 수 있다. 다이어트를 할 때는 자신에게 맞는 방법을 신중하게 선택하는 것이 중요하다. 다이어트에 조력자가 필요하다면 언제든지 010 7133 8366으로 연락해도 좋다. 내가 기꺼이 당신의 다이어트 파트너가 되어 주겠다.

비만이란 결국 신진대사의 불균형에서부터 시작된다. 길고 긴 인생을 건강하고 생기 있게 살기 위해서는 질병으로부터 자신을 지킬 수 있는 체력을 키워야 한다. 그 출발점이 바로 해독과 영양관리, 그리고 세포의 활성화에 있다. D·N·A 디톡스 다이어트를 통해 체중 조절 시스템인 세트포인트를 되살리면 체중 감량은 저절로 이루어진다. 반드시 내 몸이 원하는 다이어트를 하라.

07

디톡스 다이어트,
아는 만큼 성공한다

체력이 떨어지고 피로가 풀리지 않는다고 하면 주위에서 뭘 좀
더 먹으라는 조언이 쏟아진다. 먹는 것이 부족해 몸에 기운이 없고
피로를 느끼는 것이라고 생각하기 때문이다. 그러다 보니 몸보신을
위해 소고기, 장어, 삼계탕 또는 보약을 찾는다. 우리는 비우려 하기
보다 무조건 더 채우려고 노력한다. 그러다 보니 "배고파 죽겠네."라
는 말보다 "배불러 죽겠네."라는 말을 더 많이 한다. 그동안 더 많이
채우는 것에만 급급했다면 이제는 건강하고 날씬하게 살기 위해 비
움의 시간을 가져야 할 때다.

우리 몸속은 음식물과 환경오염으로 인한 각종 노폐물과 독소
들로 가득하다. 우리의 식사는 신선한 음식보다는 가공된 음식들로
바뀌고 있고, 유전자가 변형된 음식들과 식품첨가물이 범벅된 음식
들이 주를 이룬다. 특히 화식, 육식, 과식으로 이어지는 음식들은 우

리 몸에 더 많은 노폐물을 만들어 낸다. 이런 음식들의 공통점은 절대적으로 효소가 부족하다는 것이다. 효소가 부족하면 음식이 불완전하게 소화되어 영양분으로 제대로 분해하지 못하고 수많은 노폐물을 만들어 낸다. 체내에 누적된 노폐물이 몸속에 정체되면 더 많은 독소들이 생성되고 체내대사를 방해해 각종 질병과 비만을 일으킨다.

체중 감량이 어려운 이유는 몸속에 독성 물질이 축적되기 때문이다. 몸속에 축적된 독소를 먼저 제거하지 않고 체중만 감량하는 것은 자연의 원리를 위반하는 행위다. 몸속에 축적된 독소를 제거하면 안전하고 지속적으로 체중을 감량할 수 있다. 지속적으로 과체중 상태에 있다면 스스로를 독소에 오염시키고 있다는 사실을 알아야 한다. 무리한 다이어트를 하면 초기에는 살이 약간 빠질 수 있지만, 해독시스템이 제대로 가동되지 않는다면 그다음은 도무지 살이 빠질 생각을 하지 않는다. 심지어 몸 안의 장기들이 정상적으로 기능을 수행할 능력을 잃게 되면서 지방을 효과적으로 대사하고 처리할 능력도 함께 잃어 버린다.

나는 유전자검사기관인 ㈜휴젠바이오의 학술고문으로 활동하면서 암 억제유전자와 치매유전자 검사를 통한 유전자의 돌연변이와 메틸화 현상을 관찰하고 있다. 유전자 검사는 정밀 건강진단이며 암전 단계를 확인할 수 있는 과학적인 시스템이다. 현재 자각증상이 없더라도 수많은 사람들에게서 암 억제유전자의 돌연변이가 진행되고 있으며 잘못된 생활습관과 식습관을 바꾸지 않는다면 암 억제유전자의 돌연변이는 더 증가되어 암세포의 성장을 촉진하게 된다.

반면에 이로운 생활습관과 식습관은 암 유전자의 활성을 차단하고 암 억제유전자를 활성화시켜 암 예방 및 암 재발 방지에 결정적인 역할을 한다는 사실이 입증되었다. 나는 그동안 암 억제유전자 검사 결과 중 특히 대장과 폐의 암 억제유전자의 메틸화와 돌연변이의 진행 유무를 가장 많이 살펴봤다. 이 현상은 우리의 해독을 담당하는 중요 장기들이 암세포의 발현에 가장 많이 노출되었다는 증거이기도 하다.

우리 몸은 날마다 정상적인 신진대사작용을 통해 영양소를 효율적으로 이용하고 남은 찌꺼기는 노폐물로 배출한다. 이러한 과정이 제대로 이루어지지 않으면 노폐물이 몸속에 쌓이게 된다. 이것이 바로 비만으로 가는 지름길이다. 디톡스란 몸속에 쌓여 있는 독소를 빼내는 것이다. 해로운 음식이나 화학물질이 몸속에 만들어 놓은 나쁜 요소들을 배출하고 몸을 건강하게 하는 것이 디톡스의 목적이다.

몸속 노폐물과 독소를 깨끗하게 비우면서 음식물의 영양분을 에너지로 만들게 하려면 특히 장을 깨끗이 관리해야 한다. 장청소가 이루어지면 혈액이 맑아지며 피부미용에도 도움이 되고 식욕이 조절되어 다이어트 효과도 상승시킨다.

대장은 온갖 독소 및 쓰레기를 담고 사는 장기다. 가장 먼저 숙변이 제거되어야 한다. 막힌 하수구를 뚫어줘야 깨끗이 씻겨나가듯이 우리 몸도 마찬가지다. 몸속 노폐물이 제대로 제거되어야 혈액도 맑고 깨끗해진다. 위장이 깨끗하고 건강해서 음식물이 개운하게 소화되어야 각 장기에 영양소를 제대로 공급하게 된다. 숙변을 제거하고 독소와 노폐물이 적을수록 대장의 거울인 피부도 맑아지고 깨끗해진다. 아침에 잠에서 깨면 입에서 냄새가 나며 혀가 텁텁할 때가 있다. 이것은 몸 노폐물을 제거하는 과정이라고 보면 된다. 이럴 때 모닝커피보다 먼저 물을 마시는 것이 좋다.

늦은 저녁 또는 야식을 먹은 후 다음 날 아침에 몸이 무겁고 개운하지 못한 기분을 느껴 보았는가? 밤에 먹은 음식은 해독작용의 주기를 방해한다. 우리 몸은 식사 후 소화, 흡수, 배설, 해독과정을 규칙적으로 행하는 시스템을 가지고 있다. 그래서 일정 시간대에 음식을 섭취하는 것이 중요하다. 굶거나 식사시간이 지연되면 시간이 지날수록 공복감은 더욱 상승한다. 6~8시간의 공복 사이클에 문제가 생기면 정화작용의 흐름도 어려워진다. 그래서 항상 몸이 무겁고 기분이 상쾌하지 못하다.

하루 중 해독시간은 언제일까? 개인적인 차이가 있지만 일반적으로 최고의 시간은 오전 5~7시 사이다. 배출의 의무를 다 했을 때 몸에서는 섭취 신호를 보내기 시작한다. 시원하게 쾌변을 본 후 식욕이 상승하며 음식을 받아들일 준비를 하는데, 이것이 바로 인체의 섭식 사이클이다. 다이어트의 핵심은 바로 배출하는 시간을 잘 파악하고 신체의 리듬을 잘 활용하는 것에 있다. 배출주기에 장애가 생기면 날씬한 몸매를 만들기는 더 어려워진다. 따라서 비만에서 벗어나려면 해독시간도 잘 지켜야 한다.

살이 찌는 것보다 살을 빼는 것에 엄청난 에너지가 필요하다. 그 이유는 에너지 소모가 어려운 부위인 허벅지, 엉덩이, 허리, 팔뚝, 턱 주변 등에 노폐물이 쌓여 살이 찌기 때문이다. 이 조직들은 에너지 소모가 어렵기 때문에 엄청난 노력과 에너지가 필요한 곳이다. 그래서 일시적인 다이어트가 아니라 습관을 만들어 지속적인 관리를 해야 우리 몸이 건강 체질로 바뀔 수 있다.

D·N·A 디톡스 다이어트는 해독을 통해 비만 원인이 되는 노폐물과 독소, 숙변을 제거해 체내 환경을 깨끗하게 만들어 준다. 인체 정화의 결과 신체의 조절 능력이 최적화되어 항상성이 회복되므로 정상적으로 세포 재생과 조절작용이 원활해진다. 이 프로그램은 지방 연소를 촉진하고 항산화작용을 통해 인체의 균형을 지속적으로 조절해 최적의 상태를 유지하는 다이어트 프로그램이다. 건강하고 날씬하게 다시 태어나는 법은 D·N·A 디톡스 다이어트에 달려 있다.

잘못된 다이어트는 오히려 질병을 부른다. 적게 먹어야 한다는 강박관념이 더 많은 독소들을 몸으로 끌어당긴다. 우리 몸은 독소를 해결하는 자정능력이 있다. 그러나 그 한계치를 뛰어 넘을 때 질병이 시작된다. 정상적인 활동과정에서 생성되는 잔여물질이나 외부에서 유입된 유해물질인 독소를 대사과정을 통해 몸 밖으로 배출해야 한다. 체내에 독소가 많이 쌓이게 되면 병원에서 치료를 하더라도 큰 효과를 기대할 수 없다. 건강하게 살려면 살 대신 먼저 독소를 빼야 한다.

언제까지 꿈으로만 남겨둔 채 평생 수많은 다이어트 방법들의 노예로 살아갈 것인가? 꿈을 꿈으로만 간직하지 마라. 꿈이 진정으로 빛날 때는 꿈이 이루어졌을 때다. 기회를 잡았다고 생각한다면 그 방식을 즉시 실행에 옮겨야 한다. 누구에게나 기회가 열려 있지만 누가 먼저 실행하느냐에 따라 결과는 달라진다. D·N·A 디톡스 다이어트, 아는 만큼 실천할 수 있다.

08

D·N·A 디톡스 다이어트가
내 몸을 살린다

　우리 몸은 스스로 알아서 정화하고 치유하며 건강상태를 유지하는 자동정화능력을 가지고 있다. 우리의 삶도 자연의 법칙을 따른다면 살이 찌지도 질병에 걸리지도 않을 것이다. 하지만 우리는 자연의 법칙을 위반하고 언제나 풍성하고 든든한 식사를 즐기며 살아간다. 우리 몸은 항상성을 가지고 있어서 언제나 완벽하기 위해 노력하지만 과부하에 걸리면 문제가 된다. 비만으로 고생하고 있다면 더 이상 먹기 위해 살지 말고 살기 위해 먹는 법을 배워야 한다.

　섭취한 칼로리가 소모한 칼로리보다 많으면 살이 찐다는 것은 영원한 진리다. 그러나 칼로리를 적게 섭취하는 것보다 훨씬 더 중요한 것은 섭취한 칼로리를 얼마나 연소하느냐다. 이것이 바로 신진대사기능이다. 음식을 적게 먹어도 비만과 전쟁을 하는 사람이 있는가 하면, 음식을 많이 먹어도 항상 마른 사람들이 있다. 이런 사람들이 바로 신진대사가 왕성한 사람들이다. 신진대사가 활발하다는 것은 체내 불필요한 지방을 잘 연소한다는 의미다. 숙면을 취하지 못하거나 규칙적으로 배변이 어렵거나 수분이 부족하고 오랫동안 앉아 있는 생활습관들은 상호 연관성이 높아서 신진대사의 촉진을 방해한다. 신진대사가 원활하지 못하면 몸속에 노폐물과 독소가 계속 쌓일 수밖에 없다.

누구나 나이가 들수록 질병이 늘어난다. 매년 건강검진을 받을 때마다 위염, 지방간, 고혈압 등으로 하나씩 결과지를 채워나간다. 요즘같은 100세 장수시대에 50대가 되었다고 은퇴를 하며 놀고 쉬는 사람은 아무도 없다. 수명이 늘어난 만큼 우리 인생의 2막도 새롭게 디자인해야 한다. 건강한 인생 2막을 끌고 나가기 위해서는 건강한 체력을 만드는 것이 가장 중요하다. 그렇다면 비만으로부터 발생될 수 있는 다양한 질병에 노출되지 않도록 관리해야 한다.

20대 젊은 나이에 비해 중년이 되면 호르몬의 양도 급격히 줄어들고 기초대사량도 떨어지게 된다. 그래서 조급한 마음으로 다이어트를 하면 요요현상은 더 심하게 찾아온다. 무조건 유행하는 다이어트를 따라 하거나 단순히 칼로리를 줄이거나 무리한 운동으로 체중을 감량하기보다는 우선 디톡스 습관을 하나씩 만들어 가면서 다이어트를 해야 몸에 무리를 주지 않는 건강한 다이어트를 할 수 있다.

장기적으로 요요현상이 없는 다이어트를 하기 위해서는 생활습관부터 건강하게 바꿔야 한다. 지방을 인위적으로 제거해도 살이 다시 찌는 이유는 습관이 바뀌지 않았기 때문이다. 지금은 평생 다이어트를 해야 하는 시대다. 성공적인 다이어트를 위해서는 무엇보다 디톡스 습관이 우선이라는 것을 잊지 말자.

사람들은 다이어트를 무한 반복하면서도 그 실패 이유를 알지 못한다. 실패를 반복하지 않기 위해 무엇이 잘못되었는지부터 깨달아야 한다. 나는 과거 심각한 요통과 관절염으로 인해 매일 진통소염제와 근육이완제로 하루를 시작했다. 허리를 꼿꼿하게 펼 수가 없었고 높은 구두를 신고 다닌다는 것은 상상조차 할 수가 없었다. 나는 과체중으로 치명적인 고생을 경험해 보았다. 끊임없이 다이어트에 도전하고 실패했지만 결국 성공한 경험을 통해 수많은 지식과 노하우를 얻을 수 있었다. 그렇기 때문에 다이어터들의 고민을 누구보다도 잘 이해할 수 있게 되었다. 그래서 무조건 굶거나 힘들게 참아가며 하는 다이어트보다 훨씬 더 현실적이고 쉬우면서 구체적으로 실천할 수 있는 액션 플랜에 대해 연구하게 되었다. D·N·A 디톡스 다이어트는 내가 지난 20년 동안 진행해 온 다이어트 비법이다.

가장 위험한 전쟁터는 바로 우리의 식탁이다. 나는 음식을 바꿈으로써 비만과 성인병, 심지어 암을 이겨 내는 수많은 사람들을 보아왔다. D·N·A 디톡스 다이어트는 당신의 몸을 더 가볍고 건강하게 만들어 주는 건강솔루션이다. 해독하고 근육을 발달시키며 지방을 태우고 최적의 건강상태를 유지하는 시스템은 인체의 균형을 불러온다. D·N·A 디톡스를 통해 건강 불균형 원인을 제거하고 필요한 영양소를 잘 선택해 섭취하고 선별된 원료로 기능을 더해 신체활성화를 유도해 보자.

다이어트를 일시적으로 한다고 생각하지 마라. 다이어트가 자신의 삶이 되었을 때 비로소 원하는 결과를 얻을 수 있다. D·N·A 디톡스 다이어트는 일시적으로 유행하는 다이어트가 아니다. 힘들게 뺀 체중이 다시 늘어나는 실망감에서도 자유로워질 수 있다. D·N·A 디톡스 다이어트는 자연의 법칙과 인체 생리학적인 부분에 균형을 맞춘 다이어트다. 자연의 흐름에 맞춰 자연과 교감하며 자연의 법칙에 순응하는 방법이다. 우리 몸의 신진대사를 제대로 활용해 몸속 불필요한 독소와 노폐물을 제거하고 부족한 영양소의 균형을 이루는 건강한 다이어트를 해야 한다.

'오늘까지는 마음껏 먹고 내일부터 시작하자.' 우리가 매일 결심하는 내용이다. 하루하루 다이어트를 미루는 이유는 그만큼 힘이들고 귀찮을 뿐만 아니라 성공도 보장할 수 없기 때문이다. 다이어트를 시도하지만 번번이 실패하는 사람들, 음식을 좋아하지만 불룩한 뱃살과 배고픔으로 씨름하는 사람들, 상습적인 다이어트를 반복하면서도 제대로 성공하지 못하고 체념한 사람이라면 D·N·A 디톡스 다이어트가 큰 도움이 될 수 있다.

생존의 법칙에 벗어나는 다이어트를 해서는 안 된다. 먹는 것을 소홀히 하지 말고 건강하게 다이어트를 지속할 수 있어야 한다. 다이어트에 항상 관심이 많다면 누구라도 D·N·A 디톡스 다이어트의 주인공이 될 수 있다.

누구나 위대한 변화를 꿈꾼다. 성공하고 싶다면 꿈은 크게 가지되 반복적인 작은 행동을 통해 그 꿈에 다가가야 한다. 작은 변화조차도 사실 쉽지 않다. 하지만 건강한 다이어트를 하기로 결정했다면 당장 변화를 시도해야 한다. 몸의 리듬이 깨질 때마다 건강을 복구할 수 있는 방법인 D·N·A 디톡스 다이어트를 떠올리기 바란다. 그리고 D·N·A 디톡스 다이어트를 통해 인생의 작은 성공을 경험하길 바란다. 이를 통해 더 위대한 성공을 꿈꾸기 바란다. 당신이 건강한 몸을 되찾고 생활의 즐거움을 깨달아 활력 있는 인생 2막을 이끌어 나가길 뜨겁게 응원한다.

디톡스 다이어트

초판 1쇄 인쇄 2019년 1월 25일
초판 1쇄 발행 2019년 2월 1일

지 은 이 **신성호**
펴 낸 이 **권동희**
펴 낸 곳 **위닝북스**
기   획 **김도사**
책임편집 **김진주**
디 자 인 **이혜원**
교정교열 **박고운**
마 케 팅 **강동혁**

출판등록 **제312-2012-000040호**
주   소 **경기도 성남시 분당구 수내동 16-5 오너스타워 407호**
전   화 **070-4024-7286**
이 메 일 **no1_winningbooks@naver.com**
홈페이지 **www.wbooks.co.kr**

ⓒ위닝북스(저자와 맺은 특약에 따라 검인을 생략합니다)
ISBN 979-11-6415-002-1 (03510)

이 도서의 국립중앙도서관 출판도서목록(CIP)은 서지정보유통지원시스템 홈페이지(http://seoji.nl.go.kr)와 국가자료공동목록시스템(http://www.nl.go.kr/kolisnet)에서 이용하실 수 있습니다.(CIP제어번호: CIP2019001439)

위닝북스는 독자 여러분의 책에 관한 아이디어와 원고 투고를 설레는 마음으로 기다리고 있습니다. 책으로 엮기를 원하는 아이디어가 있으신 분은 이메일 no1_winningbooks@naver.com으로 간단한 개요와 취지, 연락처 등을 보내주세요. 망설이지 말고 문을 두드리세요. 꿈이 이루어집니다.

※ 책값은 뒤표지에 있습니다.
※ 잘못 만들어진 책은 구입하신 서점에서 교환해 드립니다.